作者简介 ●●●

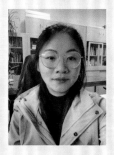

王秋玲 北京中医药大学博士，北京协和医学院博士后。现任中国医学科学院药用植物研究所副研究员，兼任中国野生植物保护协会药用植物保育委员会副秘书长。主要从事药用植物遗传资源可持续利用技术研究，负责建成我国迁地保护药用植物遗传资源信息平台。发表论文 30 余篇，出版科普图书 2 部《本草纲目——少儿彩绘本》（获得省部级奖励 2 项）和《中国地理里的植物学》，参编论著 2 部（任副主编）。

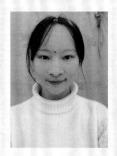

连天赐 北京中医药大学中药学硕士。现任中国医学科学院药用植物研究所北京药用植物园科普部部长，专业从事中草药文化内涵挖掘及中医药文化公众教育课程研发。

插画师简介 ●●●

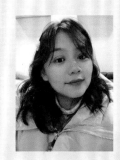

吴乐 插画师，毕业于安庆师范大学美术学专业。现任小学美术教师，擅长童趣儿插、水彩等，长期为少儿杂志绘制插图、封面，为国内多家出版社和杂志社供稿。

中药文化传承系列

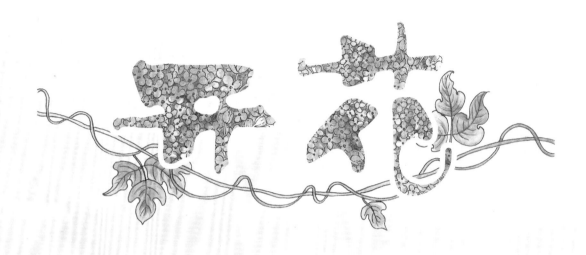

开花

王秋玲　连天赐　著　　吴　乐　绘

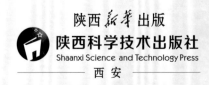

陕西新华出版

陕西科学技术出版社

Shaanxi Science and Technology Press

西安

图书在版编目（CIP）数据

开花 / 王秋玲, 连天赐著 ; 吴乐绘. — 西安 : 陕西科
学技术出版社, 2024.1
（中药文化传承系列）
ISBN 978-7-5369-8844-6

Ⅰ.①开… Ⅱ.①王… ②连… ③吴… Ⅲ.①中草药
—少儿读物 Ⅳ.①R28-49

中国国家版本馆CIP数据核字(2023)第203887号

中药文化传承系列 · 开花
ZHONGYAO WENHUA CHUANCHENG XILIE · KAIHUA

王秋玲 连天赐 著 吴乐 绘

责任编辑	侯志艳	
封面设计	建明文化	

出 版 者 陕西科学技术出版社
西安市曲江新区登高路 1388 号陕西新华出版传媒产业大厦 B 座
电话（029）81205187　传真（029）81205155　邮编 710061
http://www.snstp.com

发 行 者 陕西科学技术出版社
电话（029）81205180　81206809

印　　刷 陕西博文印务有限责任公司
规　　格 787mm×1092mm　12 开本
印　　张 5.5
字　　数 58 千字
版　　次 2024 年 1 月第 1 版
　　　　　2024 年 1 月第 1 次印刷
书　　号 ISBN 978-7-5369-8844-6
定　　价 78.00 元

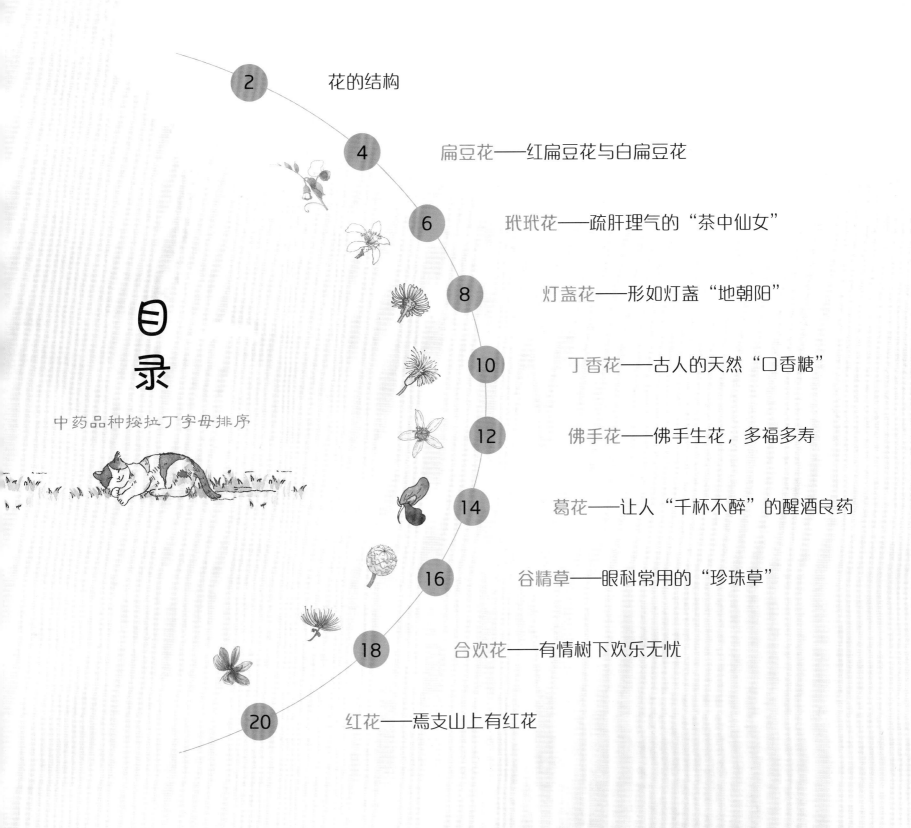

目录

中药品种按拉丁字母排序

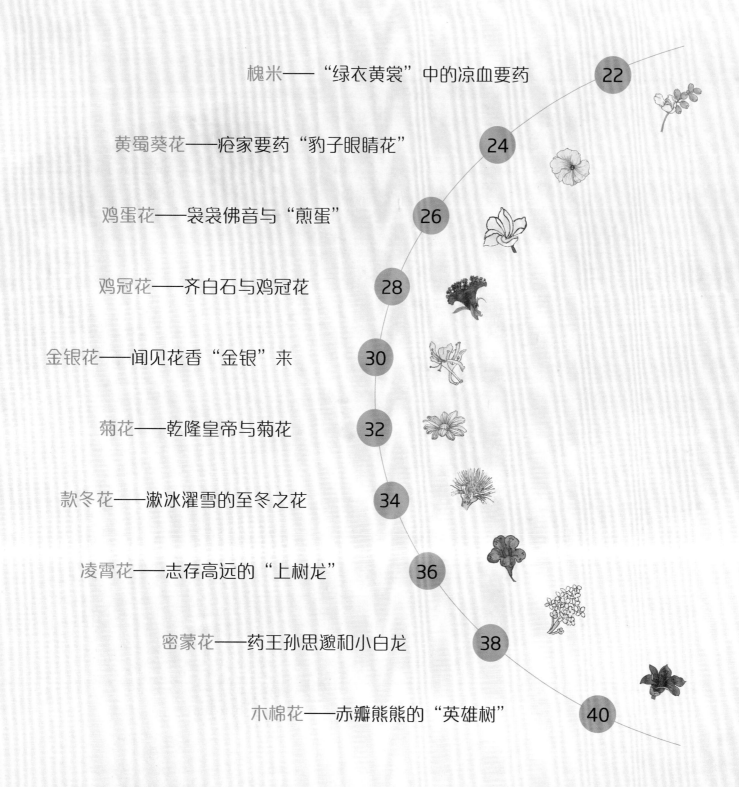

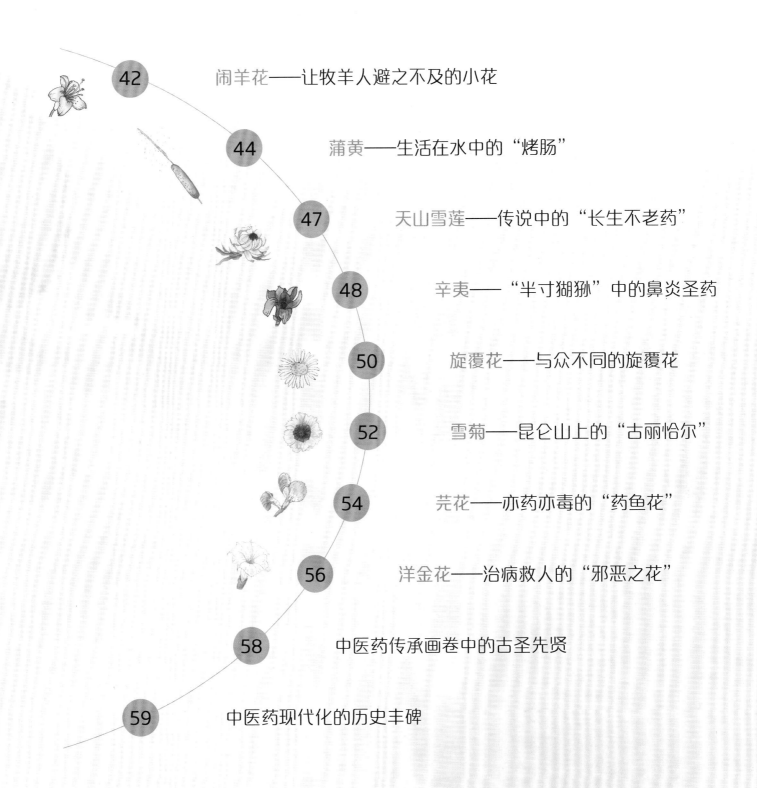

花的结构

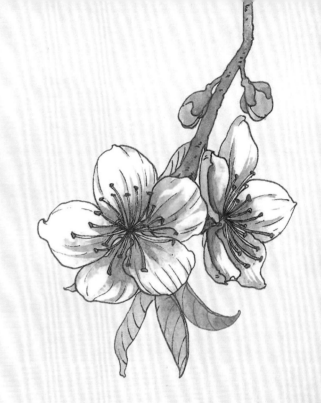

花朵鲜艳的外观和芬芳的香气，令人心旷神怡。人们用花朵装饰自己、装点住所、庆祝活动和表达感情，有的花朵还可以食用或者药用。

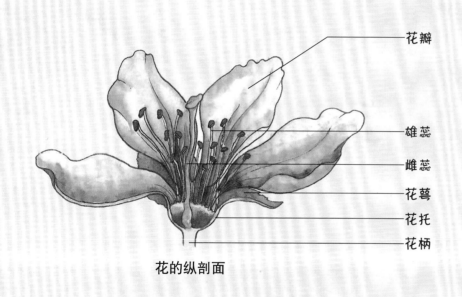

花瓣
雄蕊
雌蕊
花萼
花托
花柄

花的纵剖面

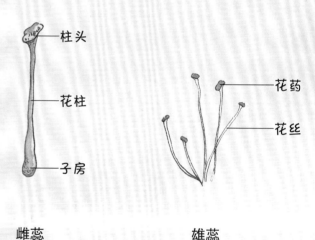

柱头
花柱
子房

雌蕊

花药
花丝

雄蕊

花是植物的繁殖器官，花蕊能够孕育后代。花蕊分为**雄蕊**和**雌蕊**，雄蕊的花丝上着生花药，花药里的花粉会传送到雌蕊的柱头，经由花柱进入子房完成传粉，子房最后会发育成果实。

花蕊外有1层或多层美丽的花瓣，它们能够吸引昆虫帮助传粉，保护花蕊。花朵最外层是起保护作用的萼片，完成其使命后可能会脱落。花朵下方的花托和花柄，可以将花朵支撑起来。

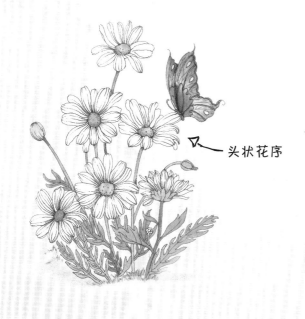

头状花序

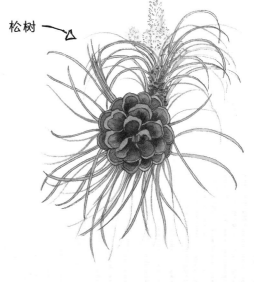

松树

植物的性别划分很复杂，只有雄蕊的叫**雄花**，只有雌蕊的叫**雌花**，既有雄蕊又有雌蕊的叫**两性花**。雌雄同花的植物开的全是两性花，比如桃花；雌雄同株的异花植物既有雌花又有雄花，比如南瓜；雌雄异株植物只有雌花或雄花，比如杨树。

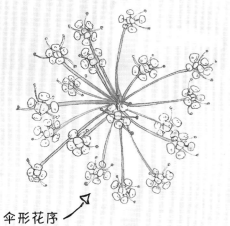

伞形花序

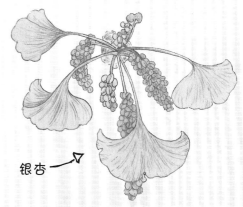

银杏

大多数植物的花按一定方式有规律地着生在花轴上，这种发育和排列方式叫作花序。比如白芷的花排列得像伞一样，叫**伞形花序**；菊花的每片花瓣都是一朵朵小花，组成了**头状花序**；葛花看起来一串一串的，叫**总状花序**等。

并不是所有的植物都会开花，能够开花的叫被子植物。银杏、松树、红豆杉都属于裸子植物，它们不能开花，繁殖器官是孢子叶球。

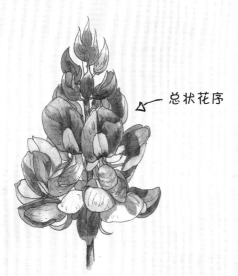

总状花序

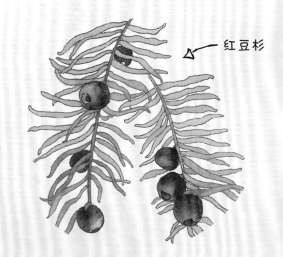

红豆杉

扁豆花 ——红扁豆花与白扁豆花

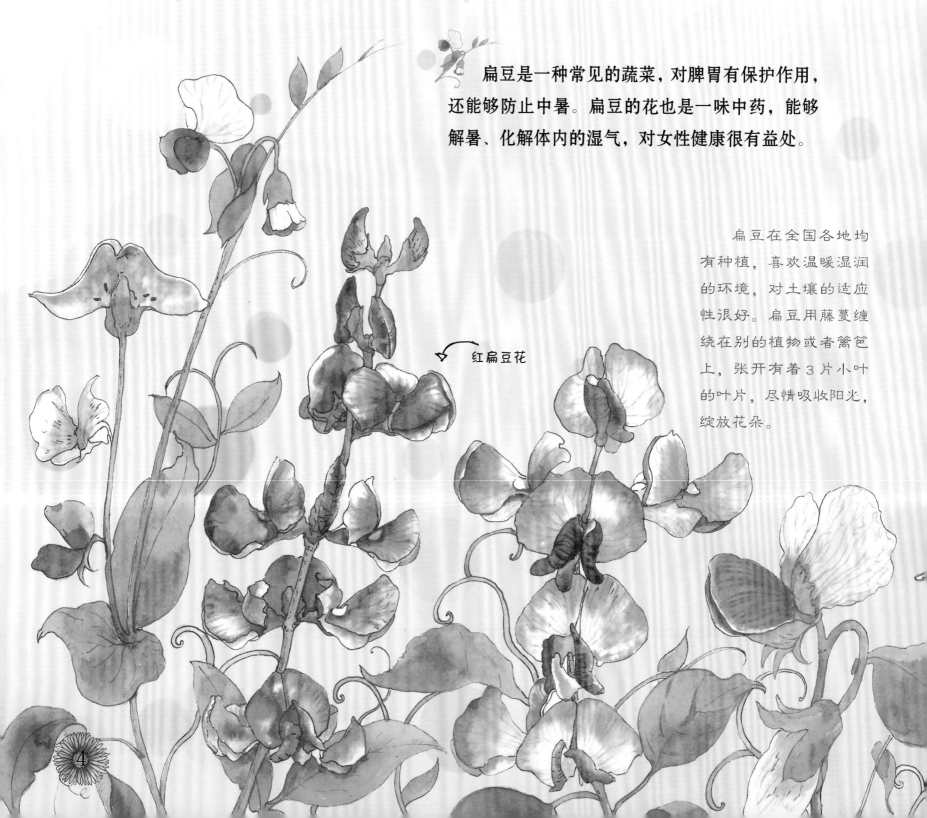

扁豆是一种常见的蔬菜，对脾胃有保护作用，还能够防止中暑。扁豆的花也是一味中药，能够解暑、化解体内的湿气，对女性健康很有益处。

扁豆在全国各地均有种植，喜欢温暖湿润的环境，对土壤的适应性很好。扁豆用藤蔓缠绕在别的植物或者篱笆上，张开有着3片小叶的叶片，尽情吸收阳光，绽放花朵。

红扁豆花

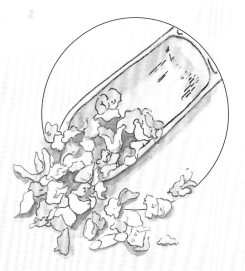

有的本草典籍认为只能药用白扁豆花，不能药用红扁豆花。有的则把它们区别使用，认为白扁豆花与体内的"气"有关，能够调养身体；红扁豆花与"血"有关，能够消除淤血。中医重视中药颜色与功效、脏腑的对应关系，像茯苓、芍药也是由于颜色不同导致了功效的不同。

虽然扁豆在我国有悠久的栽培历史，但它其实是"外宾"。大约在东汉时期，扁豆被引入我国，而后被中医发现它的药用价值。人们发现，同样是扁豆，有的开白花，有的开紫红色花。它们之间是不是哪里会有差别呢？

白扁豆花

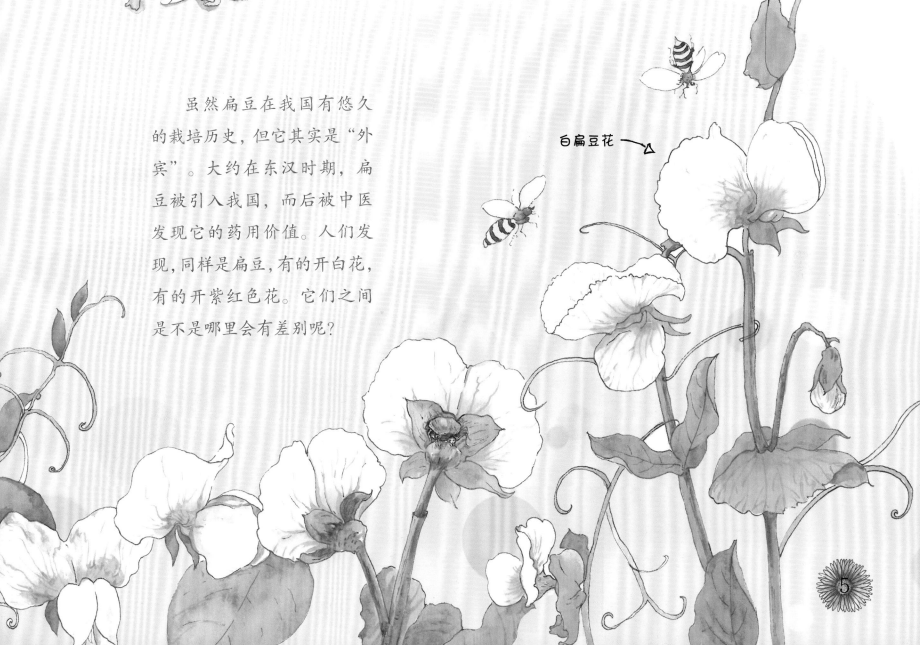

玳玳花 ——疏肝理气的"茶中仙女"

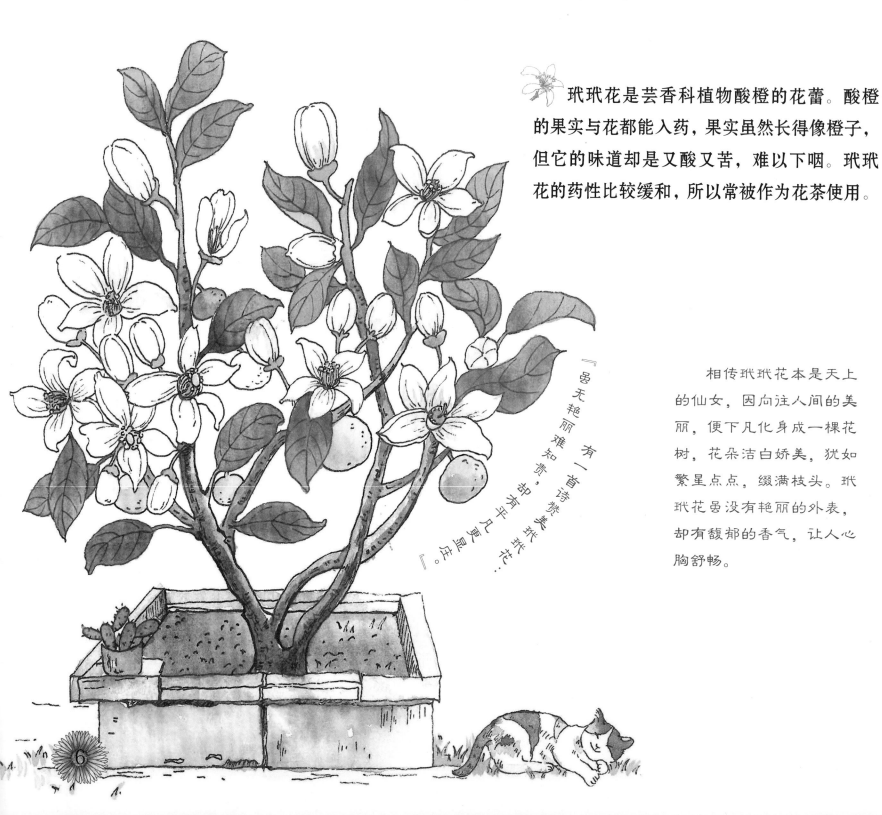

玳玳花是芸香科植物酸橙的花蕾。酸橙的果实与花都能入药，果实虽然长得像橙子，但它的味道却是又酸又苦，难以下咽。玳玳花的药性比较缓和，所以常被作为花茶使用。

相传玳玳花本是天上的仙女，因向往人间的美丽，便下凡化身成一棵花树，花朵洁白娇美，犹如繁星点点，缀满枝头。玳玳花虽没有艳丽的外表，却有馥郁的香气，让人心胸舒畅。

『虽无艳丽难知贵，却有清香不厌多。』有一首诗赞美玳玳花：

6

玳玳花在立夏时采收，此时摘取含苞未放的花朵，用微火烘干。立夏时节暑热刚起，人们的胃口不是很好，有时胸口也会闷闷的，此时，将玳玳花煎煮或泡茶，都能够梳理胸中的不平之气，调节脾胃功能。

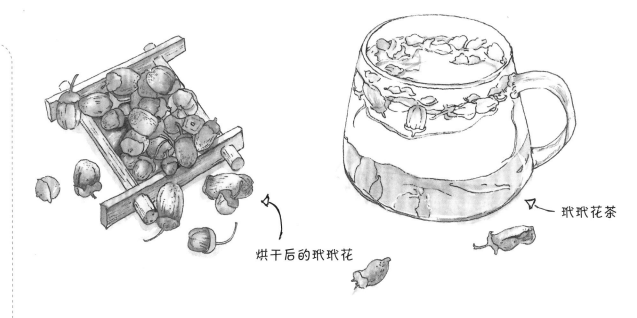

烘干后的玳玳花

玳玳花茶

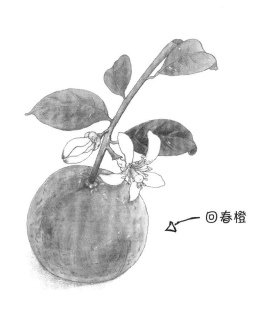

回春橙

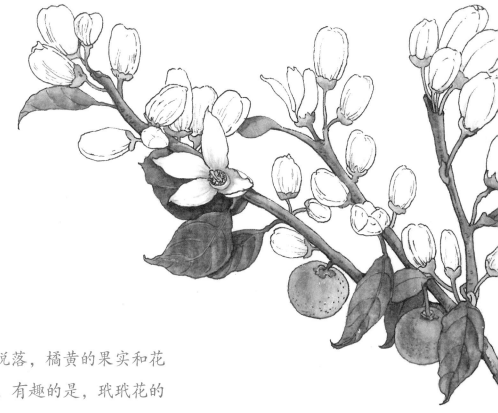

　　玳玳花结的果实成熟后，再过几年都不会脱落，橘黄的果实和花朵同在树上，很是美观，有"代代相传"之意。有趣的是，玳玳花的果实在第二年会"返老还童"，变回青绿色，所以又被叫作"**回春橙**"。

灯盏花 ——形如灯盏 "地朝阳"

灯盏花是菊科植物，菊科植物的花有个特点——看起来像一朵花又不是一朵花。这是怎么回事呢？原来菊科植物真正的花很小，像花蕊的是管状花，像花瓣的是舌状花，它们抱团住在花盘上，就像是一朵花那样。

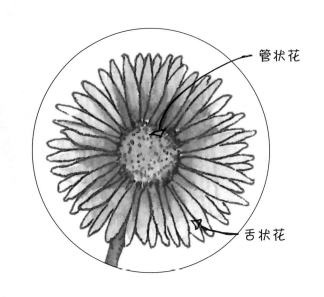

管状花

舌状花

灯盏花内圈的管状花金黄得像燃烧的烛火，外圈的舌状花平展而边缘上翘，性状就像古时候的油灯那样。灯盏花生长在海拔较高的开阔草地，虽然矮小却努力追逐阳光，所以又叫"地朝阳"。

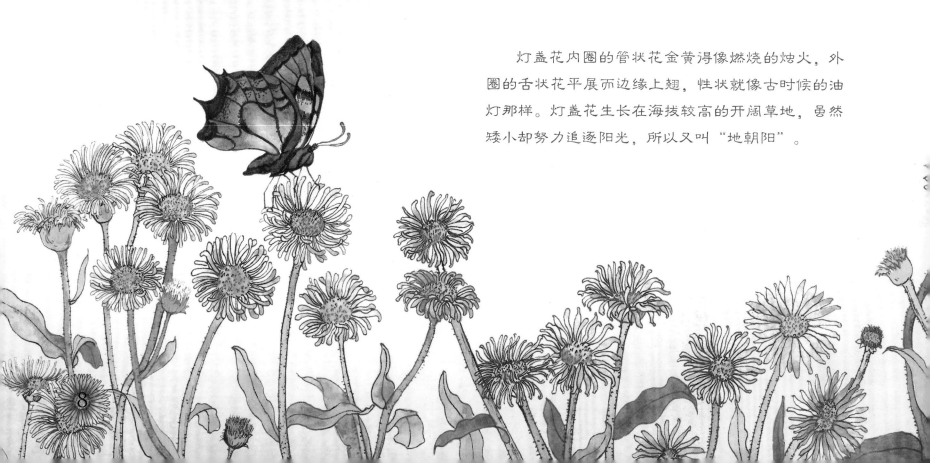

8

灯盏花可以全草入药，连带着花与果一起晒干，看上去就像一团黄褐色的杂草，不过它的花朵以及像蒲公英一样毛茸茸的果实的样子还是清晰可辨的。

别看灯盏花其貌不扬，它的功效可厉害了，头痛、牙痛、风湿痛，甚至中风瘫痪的人都可以用它医治。

灯盏花中提取的灯盏花素，可以做成片剂、注射剂、滴丸剂等，临床上用于治疗心脑血管疾病。平时饮用灯盏花茶能够预防高血压，起到养生的作用。

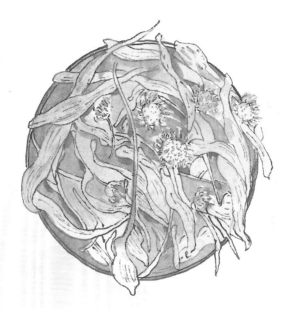

灯盏花药材

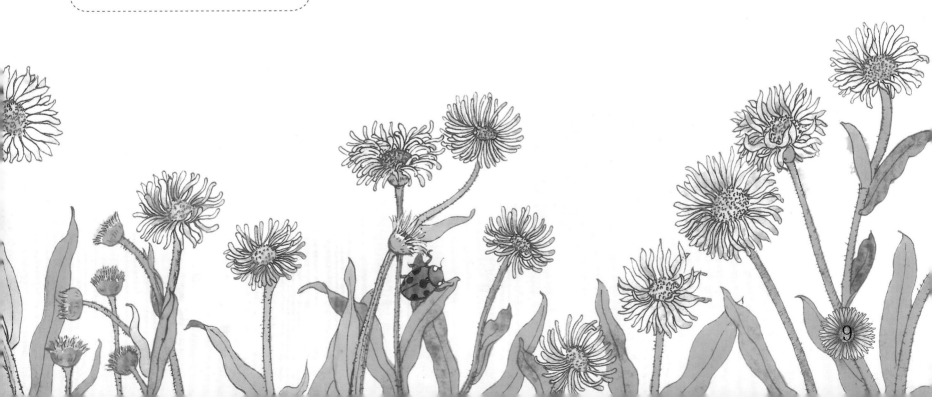

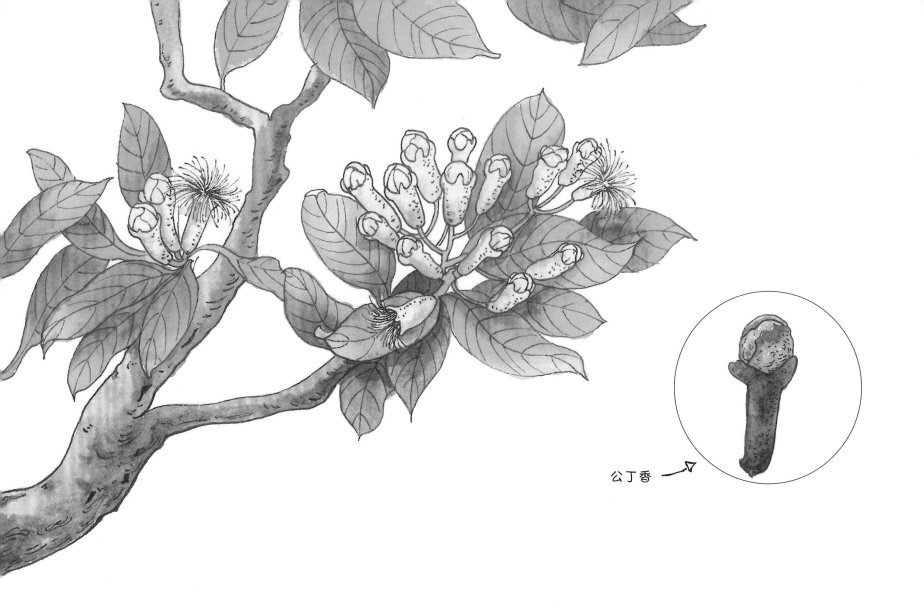

公丁香

丁香花 ——古人的天然"口香糖"

 丁香有浓烈的香气，可以掩盖口臭。相传，唐代宫廷诗人宋之问由于口臭不受武则天重用，后来他就口含丁香，将其作为"口香糖"使用。

丁香有公母之分，不是因为它天然就分性别，而是丁香的花蕾和果实都可以入药，如果都叫丁香容易混淆，所以把它们分别叫"公丁香"和"母丁香"。

公丁香长得像小钉子，母丁香是椭圆形的。它们都能治疗着凉导致的拉肚子，还能够治疗牙疼。由于公丁香的药效更强一些，所以药店里更常见公丁香。

丁香和观赏用的紫丁香可没有什么关系。丁香和紫丁香的花蕾有些相似，开花后则完全不同。丁香的雄蕊多得像流苏，它的 4 片小花瓣不容易被注意到。

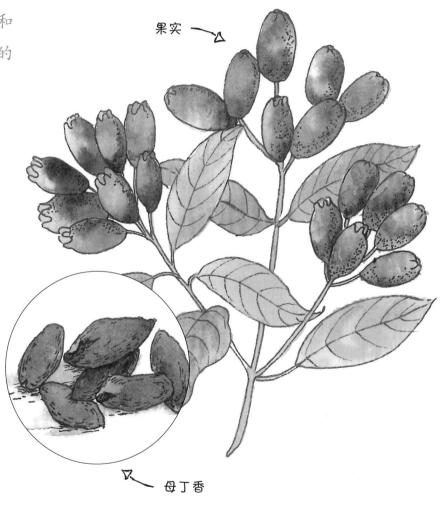

果实

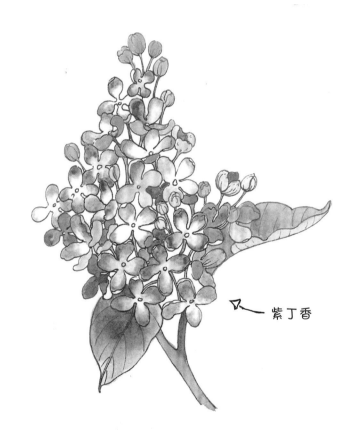

紫丁香

母丁香

中医讲究丁香不能和郁金一起使用，认为它们不但会相互抵消药性，甚至还会发生冲突，在人的身体里"打架"，让人肚子痛。

佛手花 ——佛手生花，多福多寿

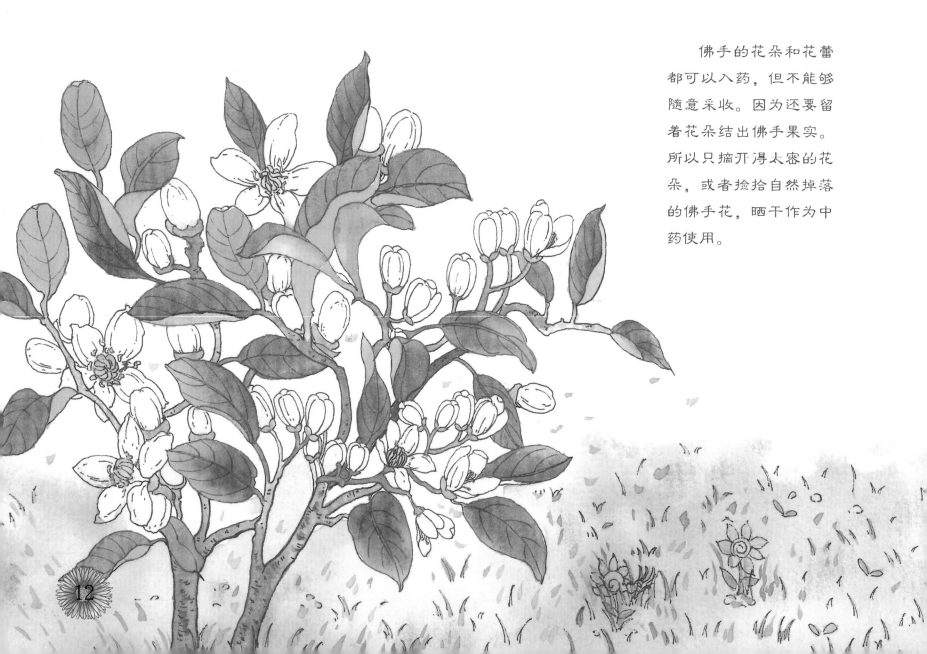

佛手，被称为"果中之仙"，它的果实像佛祖的手势，气味清香，谐音"福寿"，是古人喜爱的清供果品。佛手花虽然不像佛手那么有名，却也是一味功效显著的中药。

佛手的花朵和花蕾都可以入药，但不能够随意采收。因为还要留着花朵结出佛手果实。所以只摘开得太密的花朵，或者捡拾自然掉落的佛手花，晒干作为中药使用。

佛手花有开胃的作用，人们在食欲不振时可以饮用佛手花煎煮的汤或者泡的茶水。一般认为，形态完整、个头大、香气浓烈的佛手花有更好的药效。

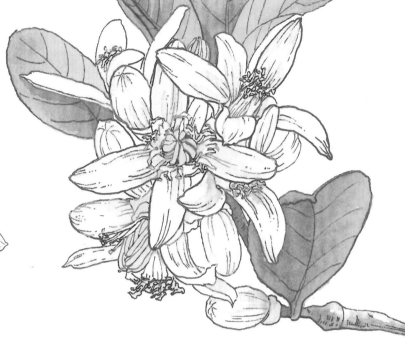

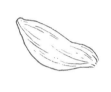 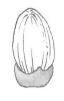 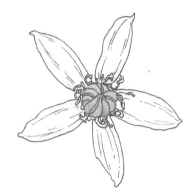

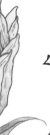

◁—— 佛手果实

香橼果实 ——▷

佛手属于柑橘家族，在家族中的辈分很高，是柑橘家族"三元老"——香橼的变种。佛手与香橼的器官形态难以区分，都是有刺的小灌木，叶片有皮革样的质感，直到开花结果才能区别它们。它们的花都有5片白色的花瓣，佛手的子房发育后就会分裂成手指的样子，而香橼的子房不分裂，它的果实是圆球状。

葛花——让人"千杯不醉"的醒酒良药

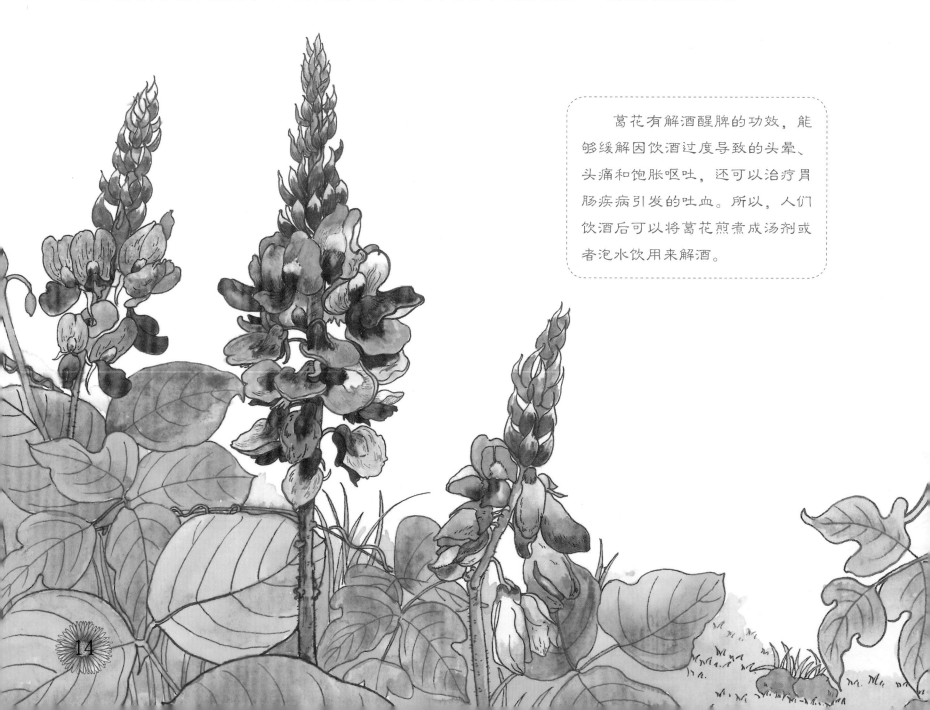

古代的文人墨客大都爱酒,"诗仙"李白喝一斗酒就能赋诗百篇,被称作"酒中仙"。可他们喝那么多酒难道不会头疼吗?唐代诗人韩翃在诗中告诉了我们答案:"葛花满把能消酒。"

葛花有解酒醒脾的功效,能够缓解因饮酒过度导致的头晕、头痛和饱胀呕吐,还可以治疗胃肠疾病引发的吐血。所以,人们饮酒后可以将葛花煎煮成汤剂或者泡水饮用来解酒。

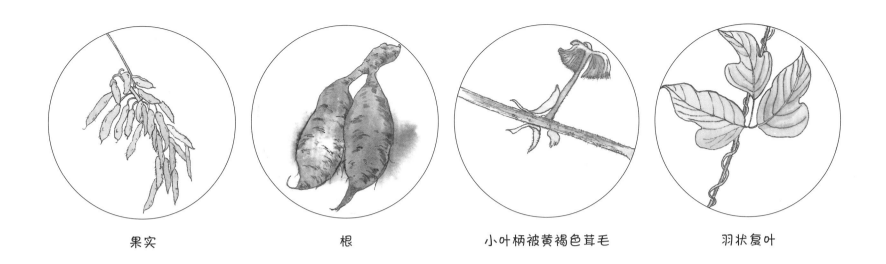

果实　　　　　根　　　　小叶柄被黄褐色茸毛　　　羽状复叶

葛花秋天开放，在百花即将开尽、逐渐凋零时，紫色的葛花顺着蜿蜒的藤蔓，绽放在山野之间，不与百花争艳，倒也潇洒自在。日本人也欣赏葛花之美，将它列入了"秋之七草"。

葛花分布在除新疆、西藏外的全国各地，在山坡、路边都会发现它的身影。葛花的生命力很顽强，将葛藤切段埋在土里就能生根发芽。

葛花是藤本植物，全株都有黄褐色的短毛，每片叶片由3片小叶组成，比人的巴掌还大。葛花成群结队地组成花序，最后结出像毛豆那样的果实。

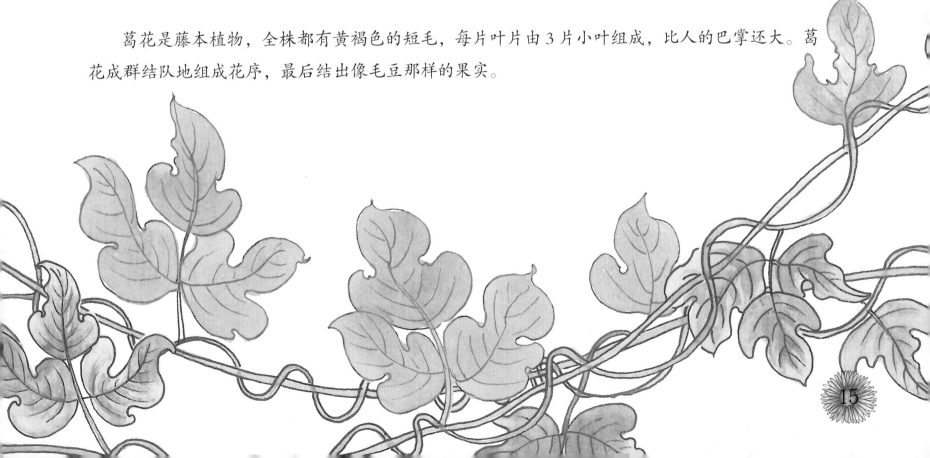

谷精草 ——眼科常用的"珍珠草"

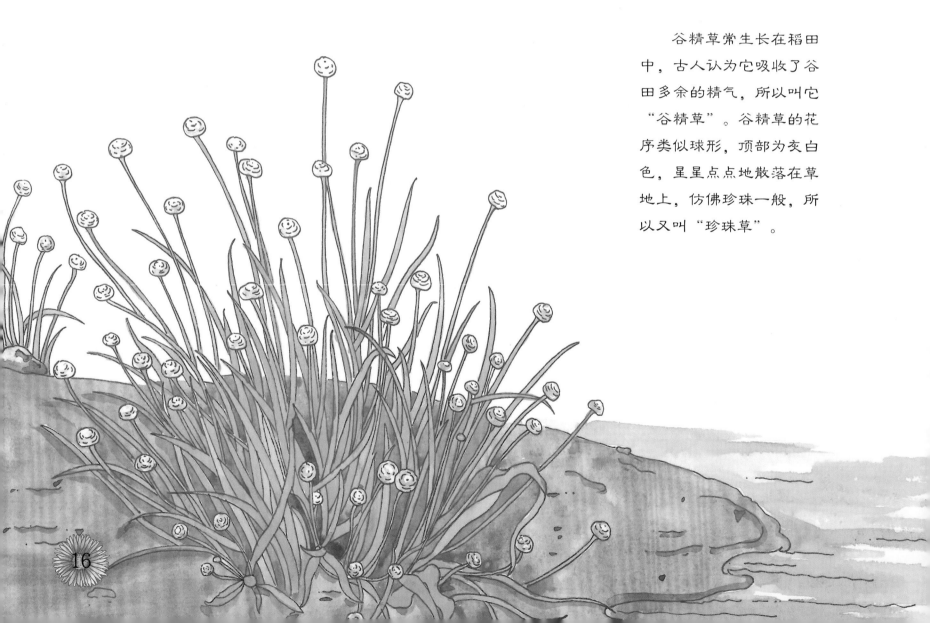

传说谷精草是天上星星的化身，这些调皮的星星下凡后在草地上打滚玩耍，不愿意回到天空中，于是管理星星的神仙就罚它们永远附着在草茎上。

谷精草常生长在稻田中，古人认为它吸收了谷田多余的精气，所以叫它"谷精草"。谷精草的花序类似球形，顶部为灰白色，星星点点地散落在草地上，仿佛珍珠一般，所以又叫"珍珠草"。

16

谷精草的入药部位是它的花序，秋天时连同花茎拔出，晒干切段就能使用了。谷精草能够治疗上火导致的眼睛刺痛红肿，看不清东西。

谷精草的花序很轻，中医认为质地轻浮的中药有很好的上行作用，对头面部疾病的治疗效果更好。《本草纲目》认为，谷精草的明目作用比菊花还要强。

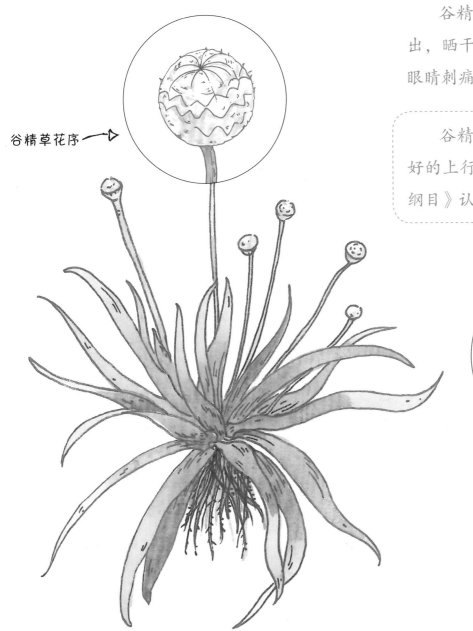

谷精草花序

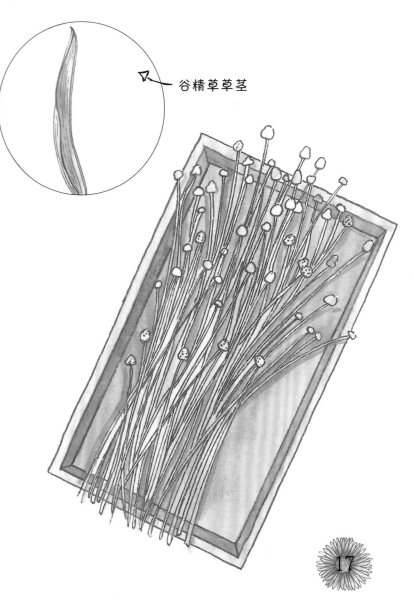

谷精草草茎

谷精草又怕冷又离不开水，所以主要分布在我国南方地区，它长着大量的须根，以便能够更好地固定在水田、沼泽里生活。

合欢花 ——有情树下欢乐无忧

相传，"三皇五帝"中的舜帝为百姓劳碌奔波时死在了仓梧，他的两位爱妃娥皇、女英也因此悲痛而死，他们的魂魄一起幻化成了合欢树。所以人们常以合欢表示忠贞不渝的爱情。

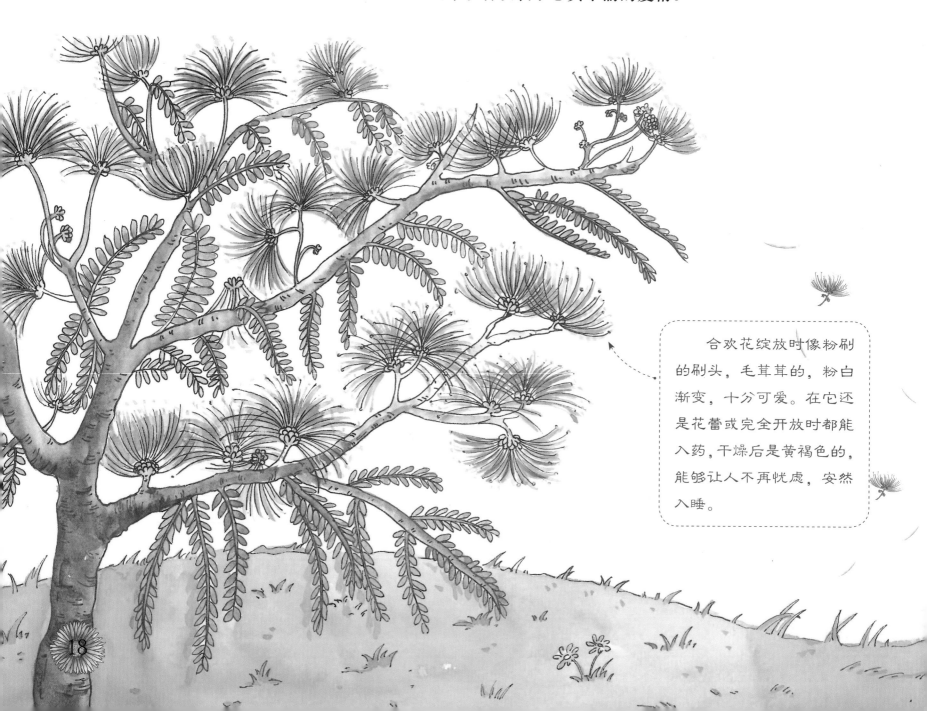

合欢花绽放时像粉刷的刷头，毛茸茸的，粉白渐变，十分可爱。在它还是花蕾或完全开放时都能入药，干燥后是黄褐色的，能够让人不再忧虑，安然入睡。

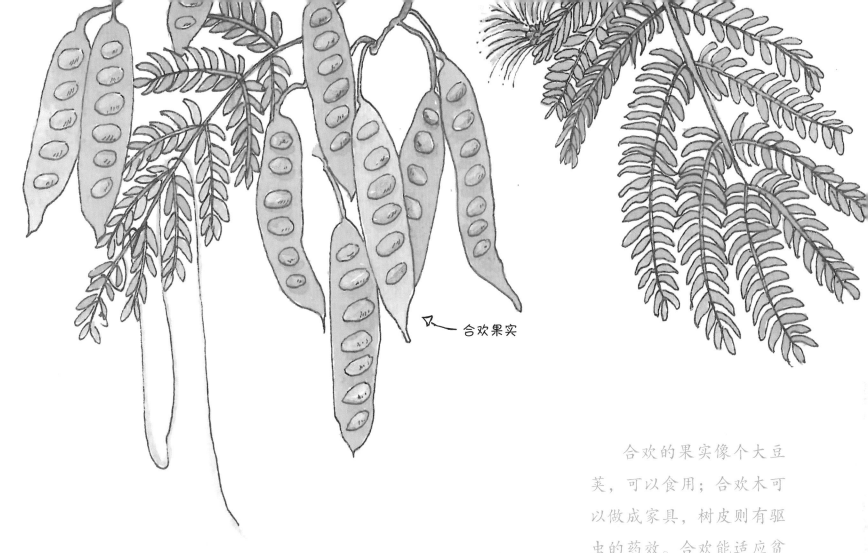

合欢果实

合欢的果实像个大豆荚，可以食用；合欢木可以做成家具，树皮则有驱虫的药效。合欢能适应贫瘠的土壤和干燥气候，常被用作城市行道树和观赏树，我国各个省份都能看到它的身影。

合欢"昼开夜合"，它的叶片像大号的含羞草的叶子，不过含羞草是"触控"的，而合欢是"光控"的。合欢小叶基部有个小储水袋，夜晚时放出水分，叶片就会闭合，就像睡着了一样。

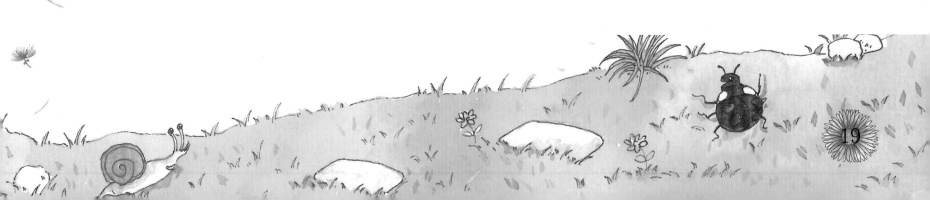

红花 —— 焉支山上有红花

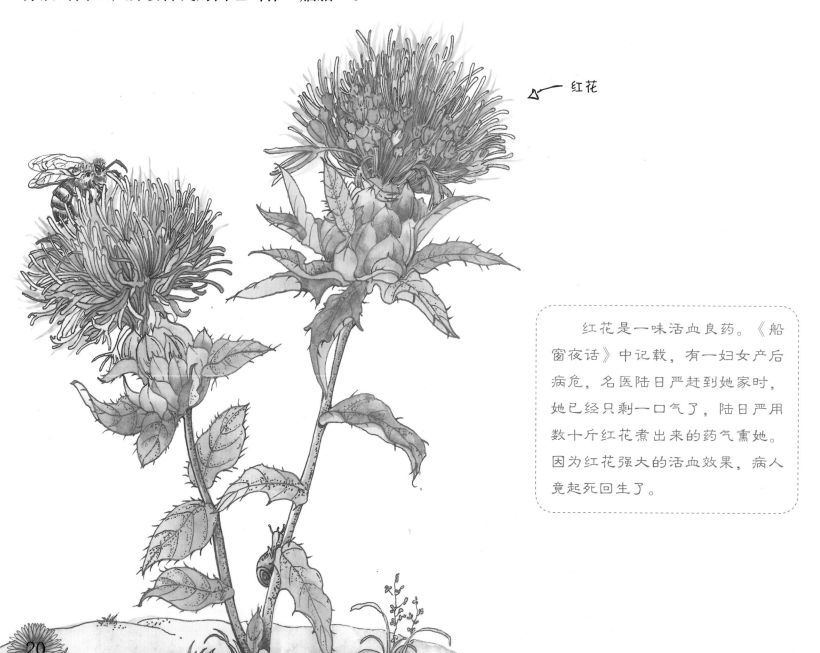

红花的花瓣刚开始是黄色的，之后变为红色。据说古代有座焉支山，开满了红花，匈奴女孩用它的汁液当口红，所以古代的口红叫作"胭脂"。

红花

红花是一味活血良药。《船窗夜话》中记载，有一妇女产后病危，名医陆日严赶到她家时，她已经只剩一口气了，陆日严用数十斤红花煮出来的药气熏她。因为红花强大的活血效果，病人竟起死回生了。

红花是菊科植物，它的花像菊花一样都是由小花组成的头状花序，每个枝上有多个头状花序排列成伞房状。红花叶片边缘一般有锯齿，甚至还有很多针刺。红花在花由黄变红时采摘，干燥后是红黄色的，可以看到它有5片小花瓣。

我国古代用红花染布。明代《天工开物》中记载了提取红花色素的过程，足以说明我国古代染织业的发达。

红花和西红花（又称藏红花、番红花），因为名称相近，容易混淆。西红花药材是番红花的干燥柱头，红色、细长，没有花瓣。

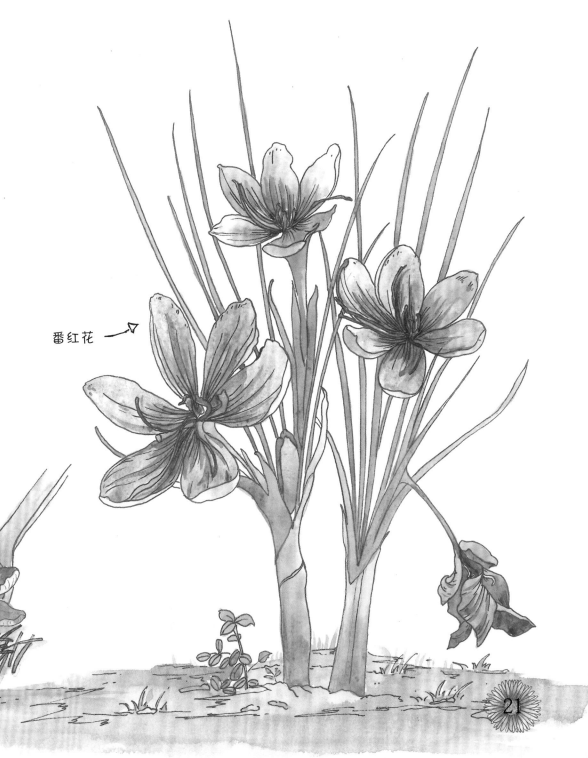

番红花

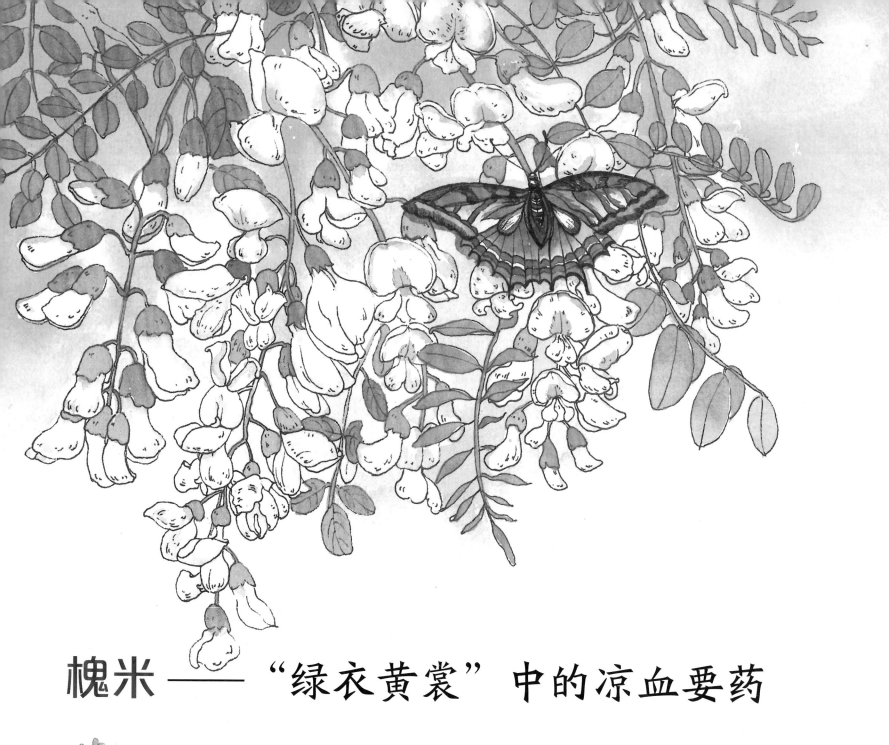

槐米——"绿衣黄裳"中的凉血要药

 古人用诗歌抒发感情，《诗经》中"绿兮衣兮，绿衣黄裳。心之忧矣，易维其亡？"，形容的是丈夫面对亡妻做的衣服，难以控制思念之情。

经过考证，"绿衣黄裳"是用槐米染出的颜色。槐米可不是米，而是槐树的花蕾。槐米不仅是一种优秀的染料，同时也是一味中药，可以治疗便血、吐血等消化道出血问题。

　　槐树可以长得非常高大，它的叶子和花却都非常精致小巧。槐树的每片叶子都是由10来片小叶相对组成的，花朵像是一群簇拥着的黄白水母。槐树的果实像一串串珍珠，又像是豆角，所以叫作"槐角"。

　　七八月是槐树的花期，此时可以采收槐米入药。槐花和槐角可以治疗肠胃出血，槐树的叶和根皮能治疗皮肤感染，槐树的木材还能造房子，可谓"一身是宝"。

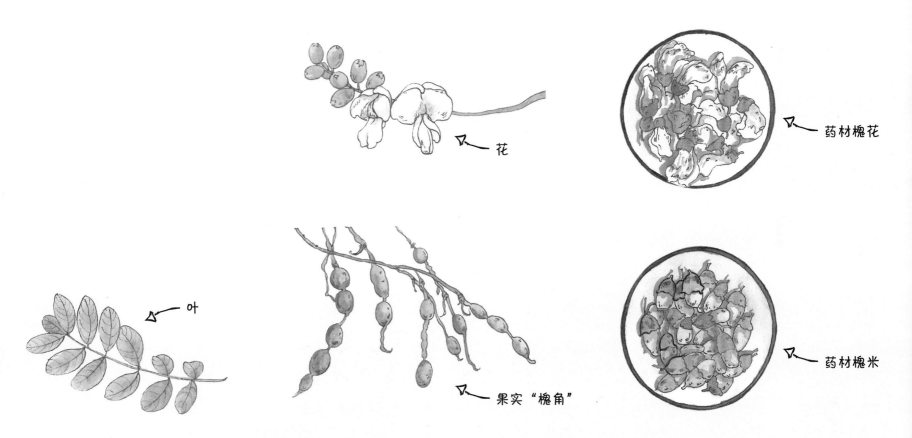

花

药材槐花

叶

果实"槐角"

药材槐米

　　槐树有极强的生命力，在全国都有栽植，平时给路人提供阴凉，危急时能抵抗洪水。槐树对人类无私奉献，深受群众的喜爱，被视为吉祥瑞气的象征，形成了我国独特的"槐文化"。

黄蜀葵花 ——疮家要药 "豹子眼睛花"

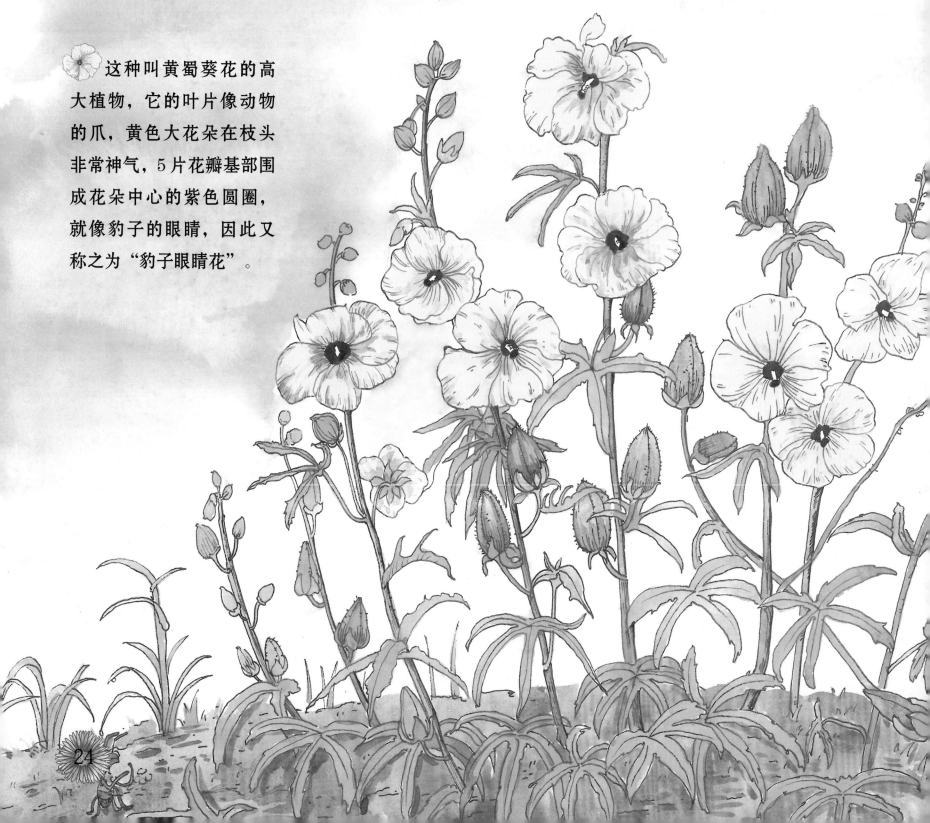

这种叫黄蜀葵花的高大植物，它的叶片像动物的爪，黄色大花朵在枝头非常神气，5片花瓣基部围成花朵中心的紫色圆圈，就像豹子的眼睛，因此又称之为"豹子眼睛花"。

古人将皮肤上的肿烂叫"疮"，黄蜀葵花擅长消肿解毒，可以治疗这类皮肤病，所以有"疮家要药"之称。但因为黄蜀葵花药性太强，所以孕妇不能使用。

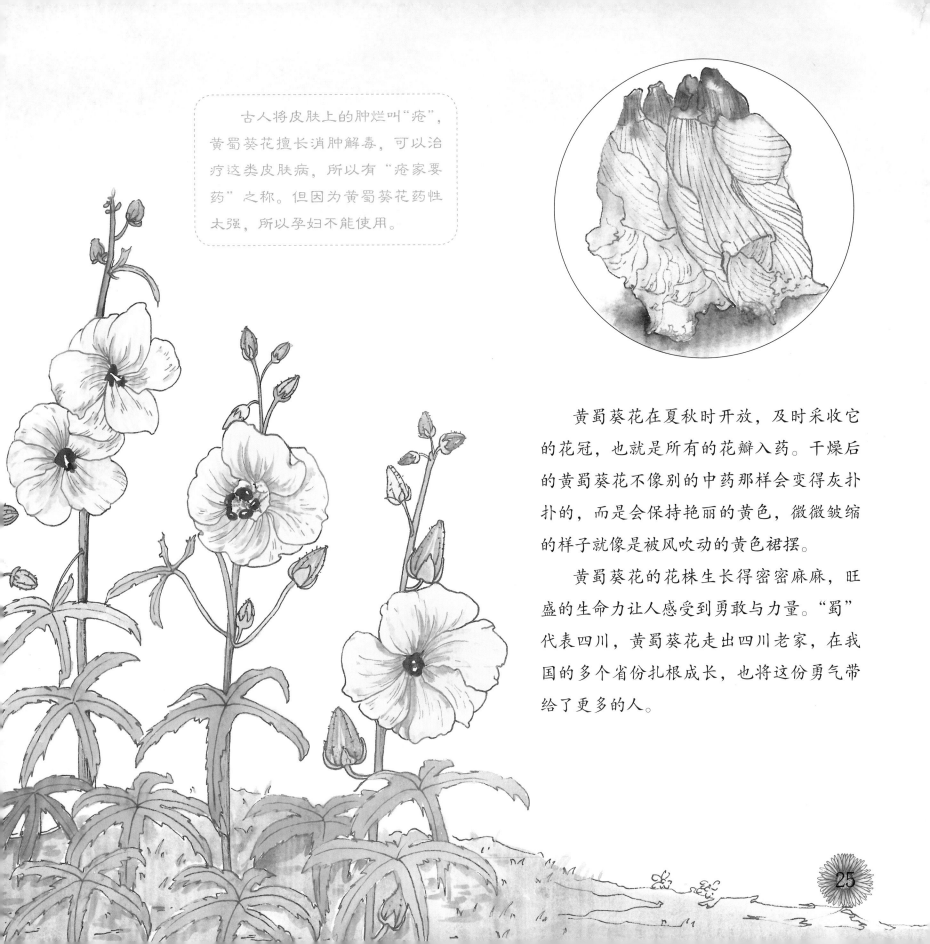

黄蜀葵花在夏秋时开放，及时采收它的花冠，也就是所有的花瓣入药。干燥后的黄蜀葵花不像别的中药那样会变得灰扑扑的，而是会保持艳丽的黄色，微微皱缩的样子就像是被风吹动的黄色裙摆。

黄蜀葵花的花株生长得密密麻麻，旺盛的生命力让人感受到勇敢与力量。"蜀"代表四川，黄蜀葵花走出四川老家，在我国的多个省份扎根成长，也将这份勇气带给了更多的人。

鸡蛋花 ——袅袅佛音与"煎蛋"

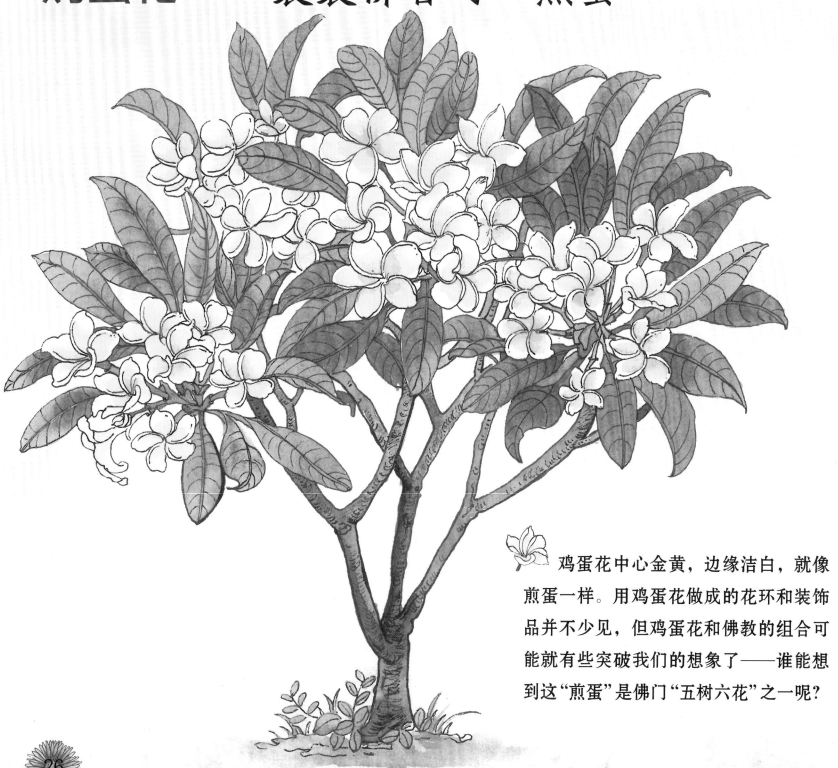

鸡蛋花中心金黄，边缘洁白，就像煎蛋一样。用鸡蛋花做成的花环和装饰品并不少见，但鸡蛋花和佛教的组合可能就有些突破我们的想象了——谁能想到这"煎蛋"是佛门"五树六花"之一呢？

传说中，鸡蛋花曾是一位美丽的仙子，因为爱上人界的男子而来到了南国，后又为爱而殉情。定情信物黄丝带缠绕在她洁白的翅膀上，化作一棵花树，在我国南方地区广泛生长。

鸡蛋花的植株高大，树形优美，叶片大而浓绿，清雅的小花成簇开放，花瓣交叠，呈现浮雕质感，常被作为观赏植物。鸡蛋花的树枝曲折有致，顶端圆钝，冬天时光秃秃的样子像鹿角，所以又叫鹿角树。

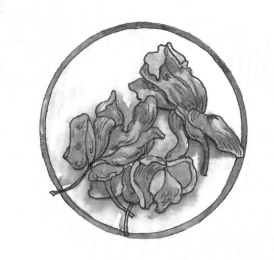

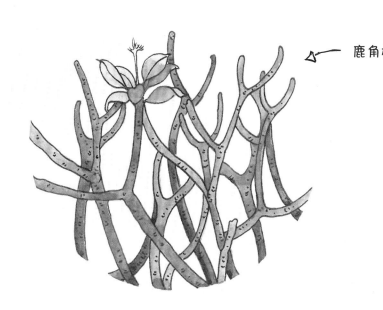

△—— 鹿角树

鸡蛋花还是一味中药，将其花朵晒干后煮水喝能够清热解暑。广东地区人们尤其喜欢用鸡蛋花煮凉茶。鸡蛋花是五花茶的一味原料，也是凉茶品牌"王老吉"的主要原料。

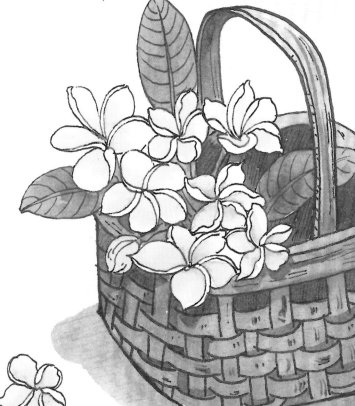

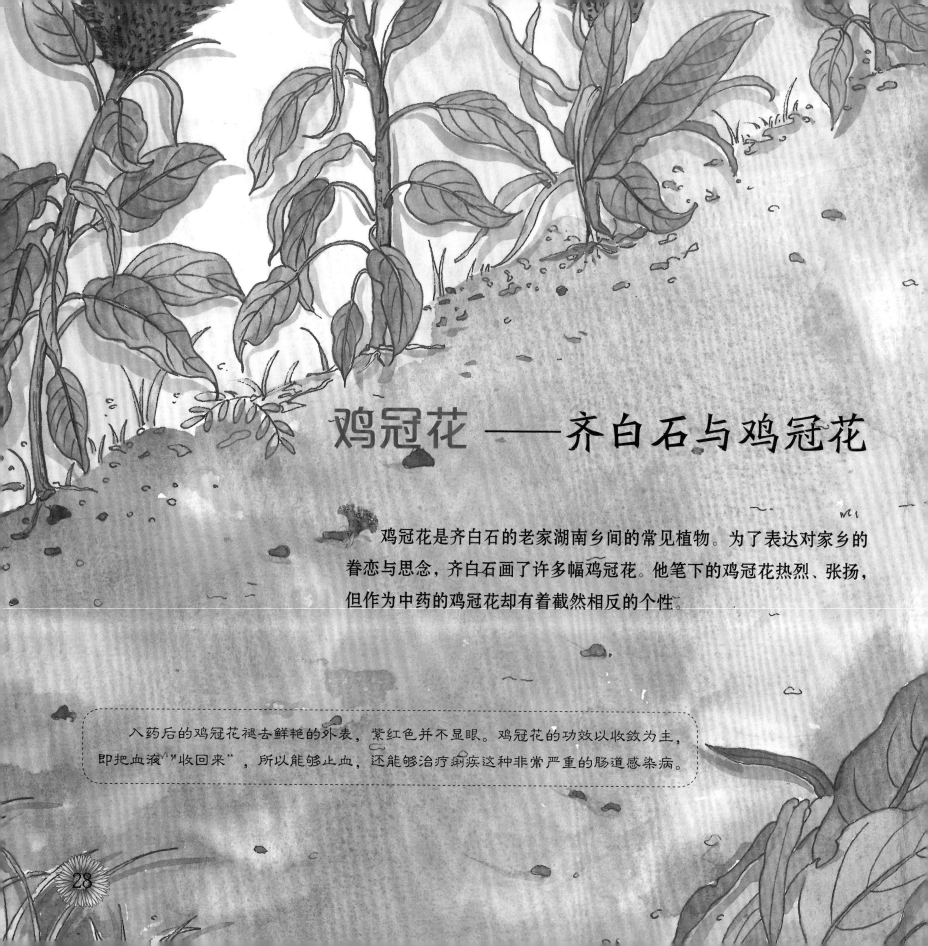

鸡冠花 ——齐白石与鸡冠花

鸡冠花是齐白石的老家湖南乡间的常见植物。为了表达对家乡的眷恋与思念，齐白石画了许多幅鸡冠花。他笔下的鸡冠花热烈、张扬，但作为中药的鸡冠花却有着截然相反的个性。

入药后的鸡冠花褪去鲜艳的外表，紫红色并不显眼。鸡冠花的功效以收敛为主，即把血液"收回来"，所以能够止血，还能够治疗痢疾这种非常严重的肠道感染病。

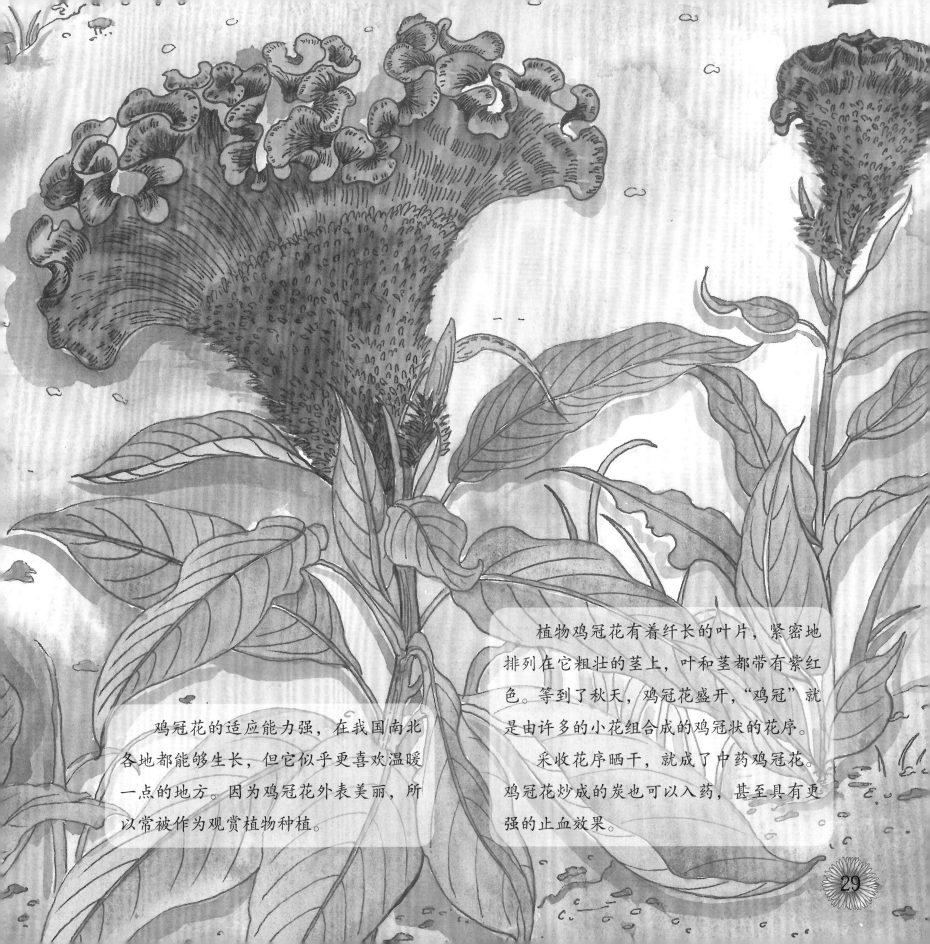

鸡冠花的适应能力强，在我国南北各地都能够生长，但它似乎更喜欢温暖一点的地方。因为鸡冠花外表美丽，所以常被作为观赏植物种植。

植物鸡冠花有着纤长的叶片，紧密地排列在它粗壮的茎上，叶和茎都带有紫红色。等到了秋天，鸡冠花盛开，"鸡冠"就是由许多的小花组合成的鸡冠状的花序。

采收花序晒干，就成了中药鸡冠花。鸡冠花炒成的炭也可以入药，甚至具有更强的止血效果。

金银花 ——闻见花香"金银"来

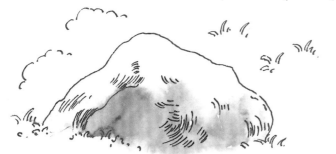

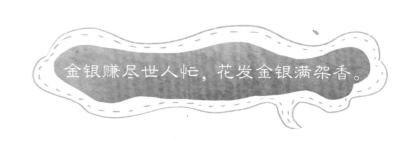

金银赚尽世人忙，花发金银满架香。

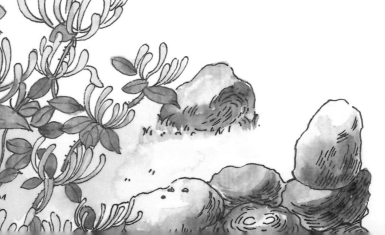

提到"金银"，你会想到什么呢？是金银珠宝吗？其实，"金银"还代表着一种植物。让我们循着花香，去看看美丽又实用的"金银花"吧。

在山野间，翠绿的藤蔓上开着奇异的小花，花朵初开时是白色的，之后会变成金黄色，所以人们把它叫作"金银花"。金银花的每个花蒂上总是生长着2朵花，像鸳鸯一样成双成对，所以也被叫作"鸳鸯藤"。

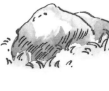

30

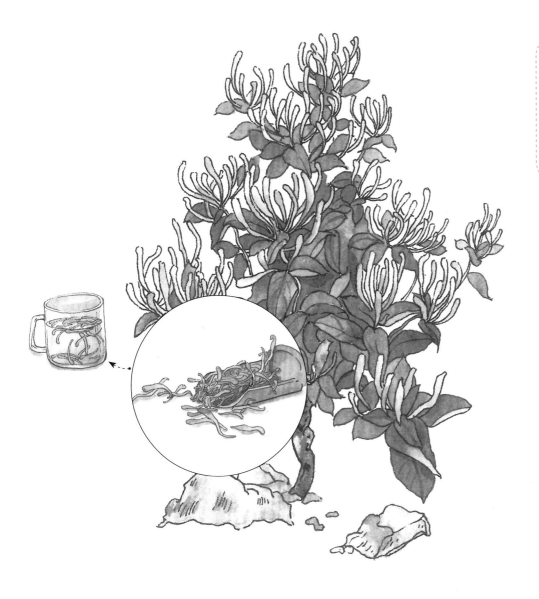

一般情况下，是在金银花还是花蕾时采收，所以中药金银花看起来像浅黄绿色的小棒槌。金银花可以清热解毒，用来治疗感冒发烧。

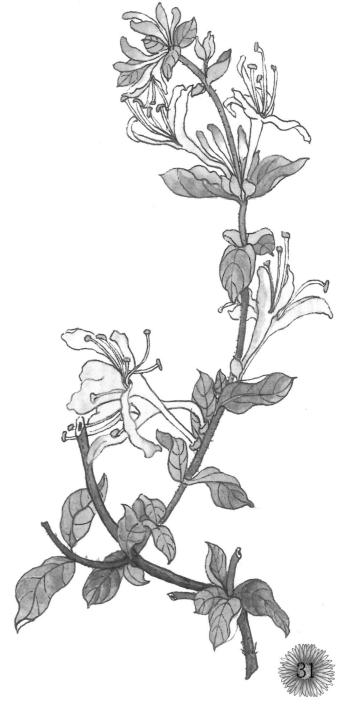

　　金银花具有顽强的生命力，全国各地都能看到它的身影。金银花的叶片在寒冷的冬天也不会凋谢，就像诗句所说："霜雪却不妨，忍冬共经腊。"所以，金银花又被称作"忍冬"。

　　金银花的藤蔓入药后叫"忍冬藤"，能够顺畅经络，缓解关节红肿和疼痛症状。

菊花 ——乾隆皇帝与菊花

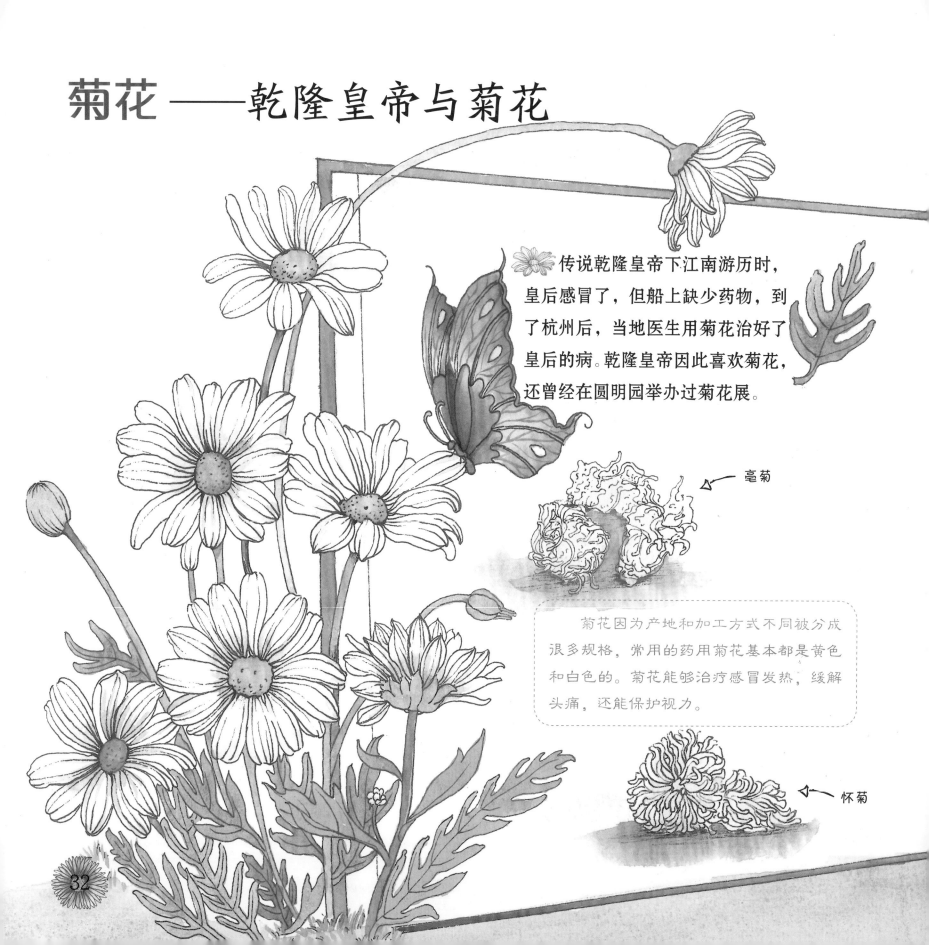

传说乾隆皇帝下江南游历时，皇后感冒了，但船上缺少药物，到了杭州后，当地医生用菊花治好了皇后的病。乾隆皇帝因此喜欢菊花，还曾经在圆明园举办过菊花展。

亳菊

菊花因为产地和加工方式不同被分成很多规格，常用的药用菊花基本都是黄色和白色的。菊花能够治疗感冒发热，缓解头痛，还能保护视力。

怀菊

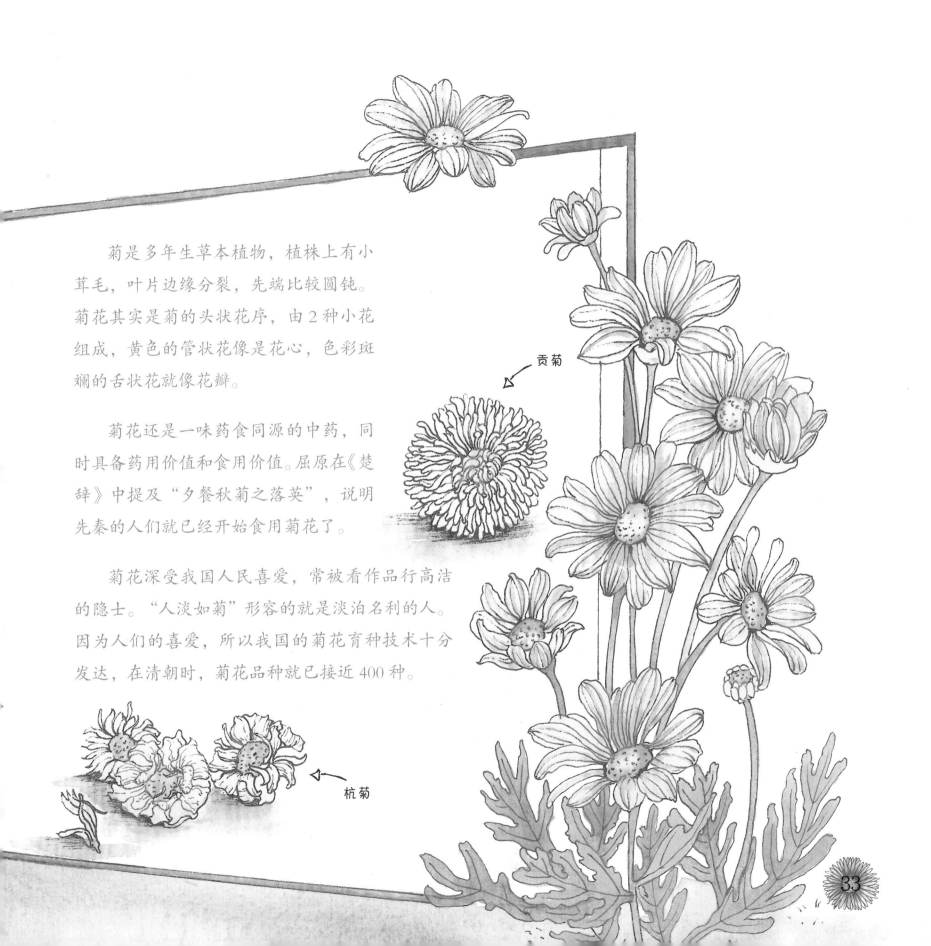

菊是多年生草本植物，植株上有小茸毛，叶片边缘分裂，先端比较圆钝。菊花其实是菊的头状花序，由2种小花组成，黄色的管状花像是花心，色彩斑斓的舌状花就像花瓣。

菊花还是一味药食同源的中药，同时具备药用价值和食用价值。屈原在《楚辞》中提及"夕餐秋菊之落英"，说明先秦的人们就已经开始食用菊花了。

菊花深受我国人民喜爱，常被看作品行高洁的隐士。"人淡如菊"形容的就是淡泊名利的人。因为人们的喜爱，所以我国的菊花育种技术十分发达，在清朝时，菊花品种就已接近400种。

贡菊

杭菊

款冬花 ——漱冰濯雪的至冬之花

如果要说哪一味中药最不怕冷，款冬一定榜上有名。宋代医家寇宗奭夸赞款冬花"不顾冰雪最先春"，哪怕被冰雪覆盖，款冬花也能顽强地钻出泥土，所以也被叫作"钻冬"。

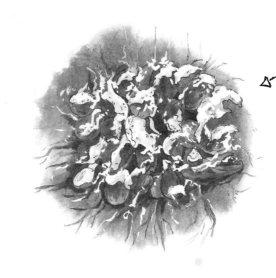

钻冬

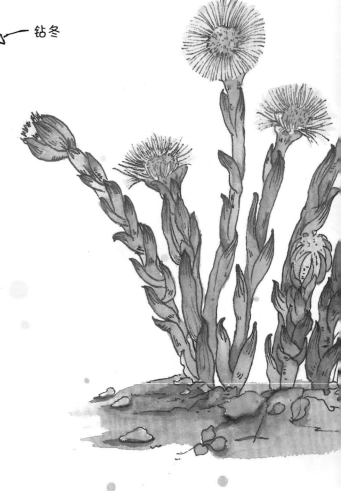

紫红色的苞片像鱼鳞，

款冬花形状像圆棒，还有白色的茸毛。

款冬花药材 ——

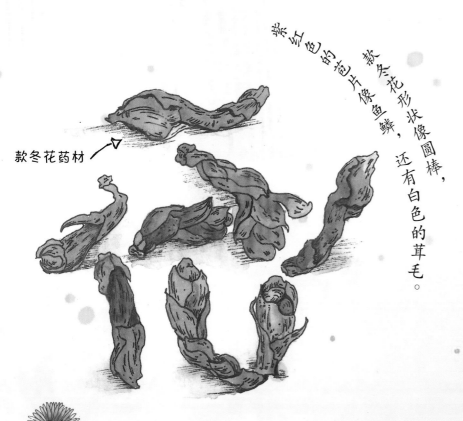

款冬花是多年生草本植物，茎像根一样横着埋在土里。最先钻出冻土的不是款冬叶，而是它的花，被淡紫色的苞叶包裹。款冬的花和果实都有点像蒲公英，只是款冬看起来没有蒲公英精致，稍显潦草。

34

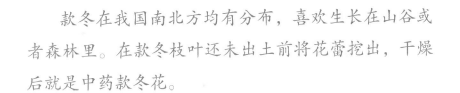

款冬在我国南北方均有分布，喜欢生长在山谷或者森林里。在款冬枝叶还未出土前将花蕾挖出，干燥后就是中药款冬花。

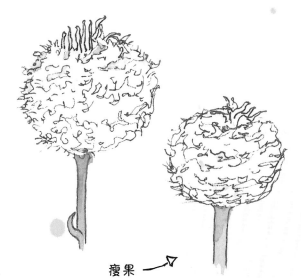

瘦果 ↗

结果后的款冬能长出又大又宽的叶片，为下一年积蓄营养。

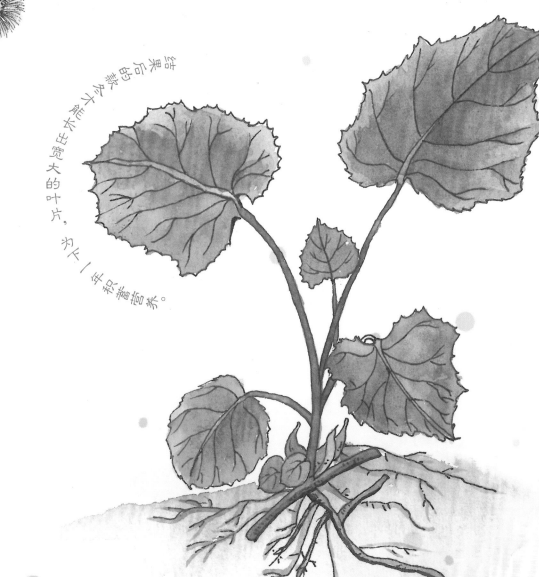

款冬花是止咳化痰的良药，和紫菀、贝母是治疗咳嗽的好搭档。用蜜炒过的款冬花有一股蜜香气，滋润肺部和补益的效果会增强。

35

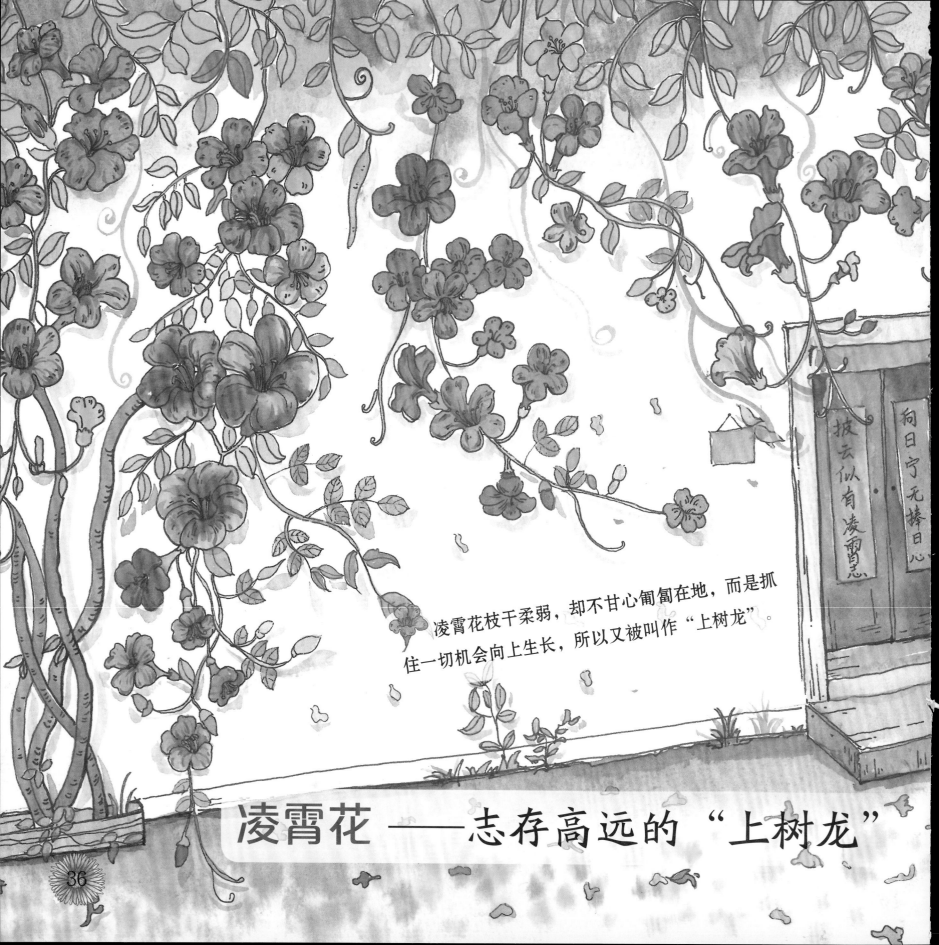

凌霄花枝干柔弱，却不甘心匍匐在地，而是抓住一切机会向上生长，所以又被叫作"上树龙"。

凌霄花——志存高远的"上树龙"

披云似有凌霄志

狗日宁无捧日心

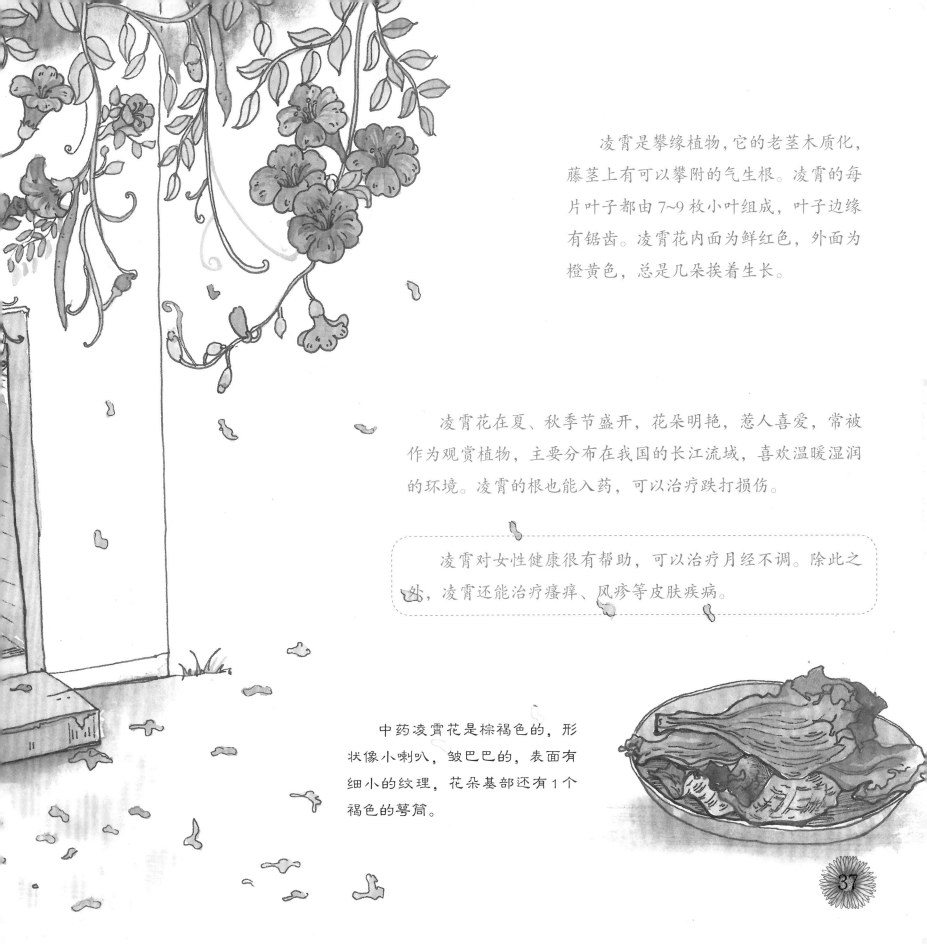

凌霄是攀缘植物，它的老茎木质化，藤茎上有可以攀附的气生根。凌霄的每片叶子都由7~9枚小叶组成，叶子边缘有锯齿。凌霄花内面为鲜红色，外面为橙黄色，总是几朵挨着生长。

凌霄花在夏、秋季节盛开，花朵明艳，惹人喜爱，常被作为观赏植物，主要分布在我国的长江流域，喜欢温暖湿润的环境。凌霄的根也能入药，可以治疗跌打损伤。

凌霄对女性健康很有帮助，可以治疗月经不调。除此之外，凌霄还能治疗瘙痒、风疹等皮肤疾病。

中药凌霄花是棕褐色的，形状像小喇叭，皱巴巴的，表面有细小的纹理，花朵基部还有1个褐色的萼筒。

密蒙花 ——药王孙思邈和小白龙

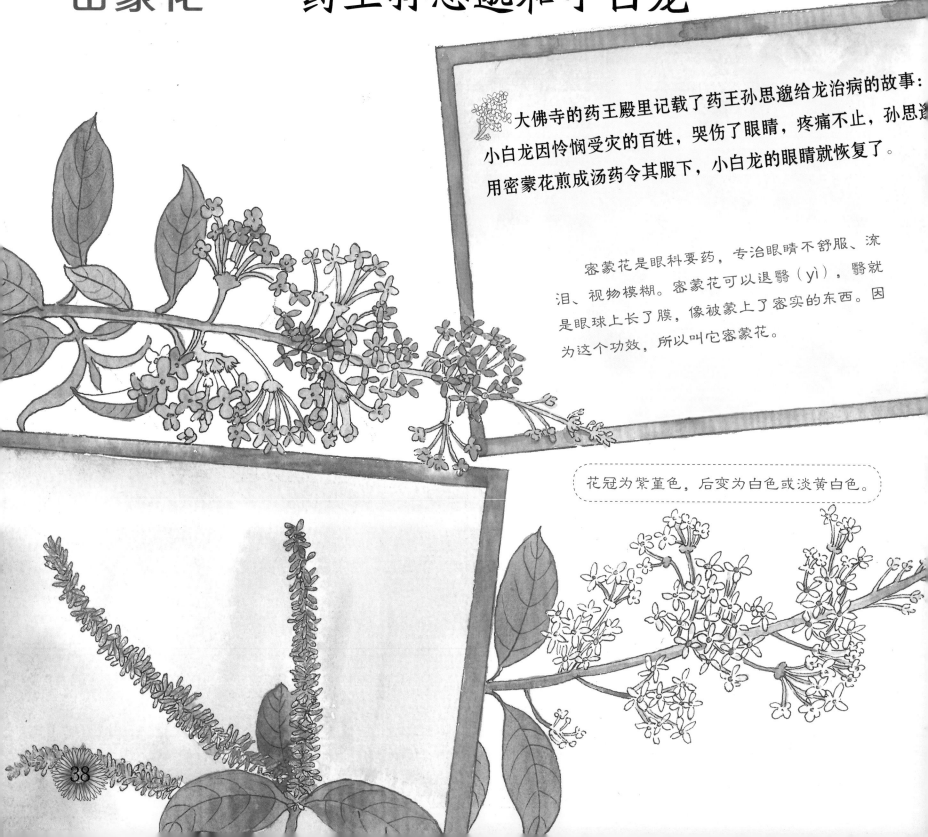

大佛寺的药王殿里记载了药王孙思邈给龙治病的故事：小白龙因怜悯受灾的百姓，哭伤了眼睛，疼痛不止，孙思邈用密蒙花煎成汤药令其服下，小白龙的眼睛就恢复了。

密蒙花是眼科要药，专治眼睛不舒服、流泪、视物模糊。密蒙花可以退翳（yì），翳就是眼球上长了膜，像被蒙上了密实的东西。因为这个功效，所以叫它密蒙花。

花冠为紫堇色，后变为白色或淡黄白色。

密蒙花的名字还有另一种解释。密蒙花入药的是它的花序，在春天还没有开放时采收，花序上长着密集的小花蕾，表面还有一层灰蒙蒙的茸毛，故而称为"密蒙花"。

密蒙花是枝干茂密的小树，叶子成对生长，树枝还有叶子的背面都有灰白色茸毛。密蒙花开放时也是热热闹闹地挨在一起，淡紫色的花朵中心为橘黄色，很是显眼。

密蒙花生长地域很广泛，在我国多个省份的山坡、河边都能见到它。傣族人民用密蒙花将糯米染成金黄色作为节日食品，所以密蒙花也是一种天然的食物染料。

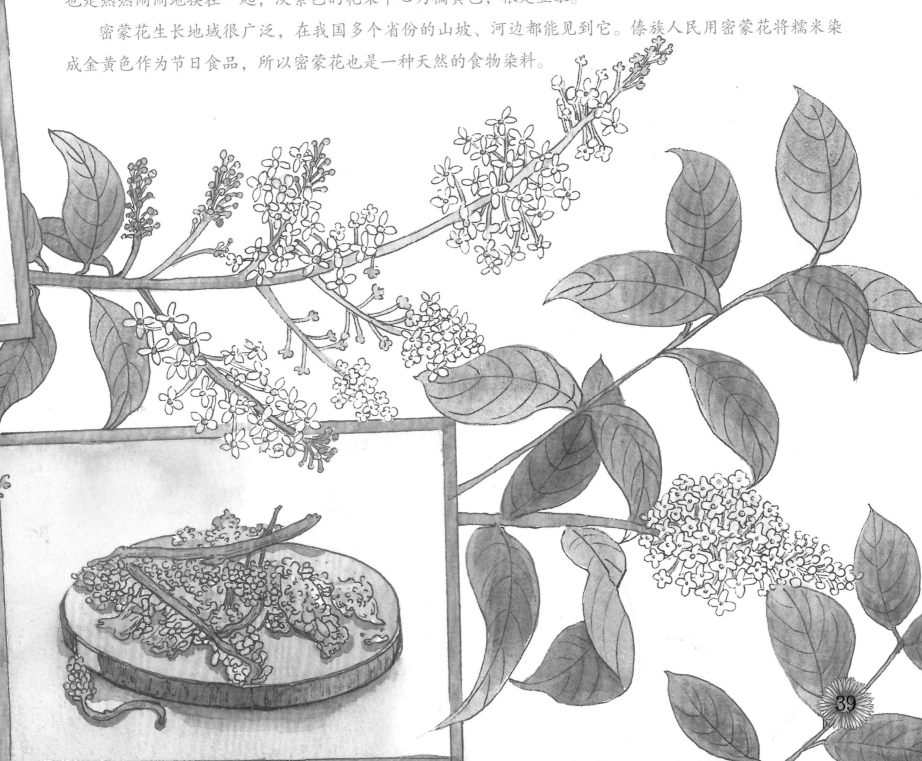

39

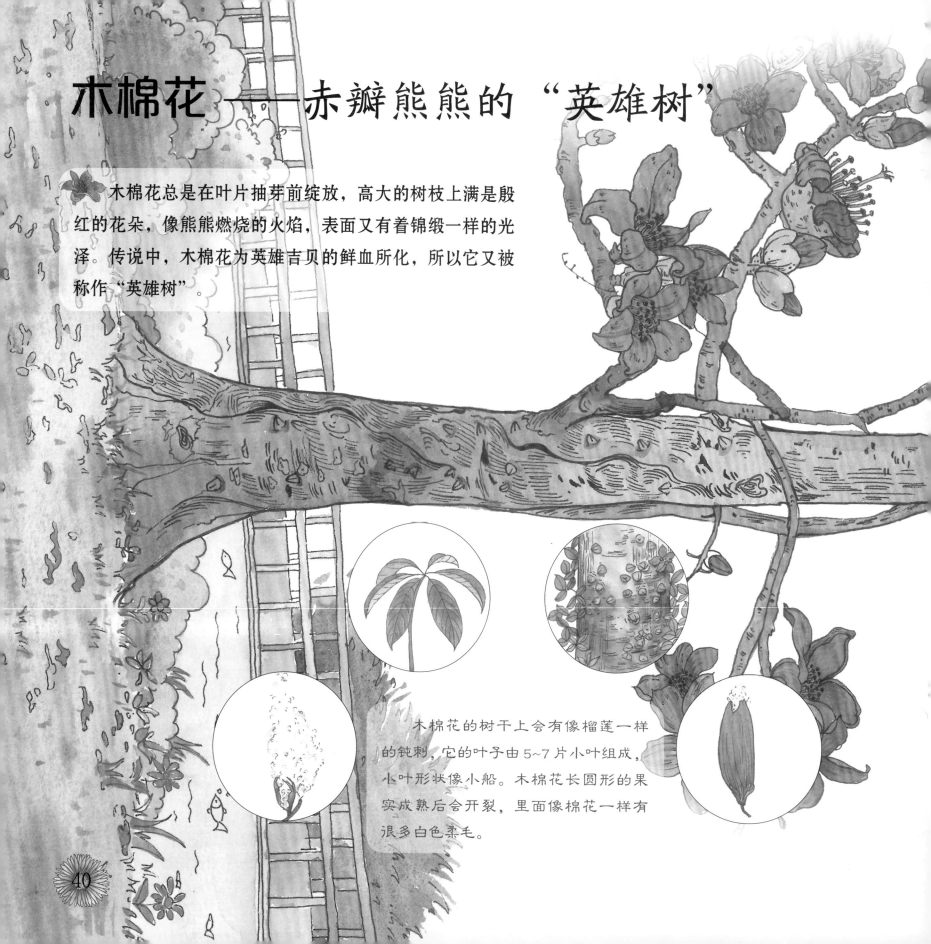

木棉花——赤瓣熊熊的"英雄树"

木棉花总是在叶片抽芽前绽放，高大的树枝上满是殷红的花朵，像熊熊燃烧的火焰，表面又有着锦缎一样的光泽。传说中，木棉花为英雄吉贝的鲜血所化，所以它又被称作"英雄树"。

木棉花的树干上会有像榴莲一样的钝刺，它的叶子由5~7片小叶组成，小叶形状像小船。木棉花长圆形的果实成熟后会开裂，里面像棉花一样有很多白色柔毛。

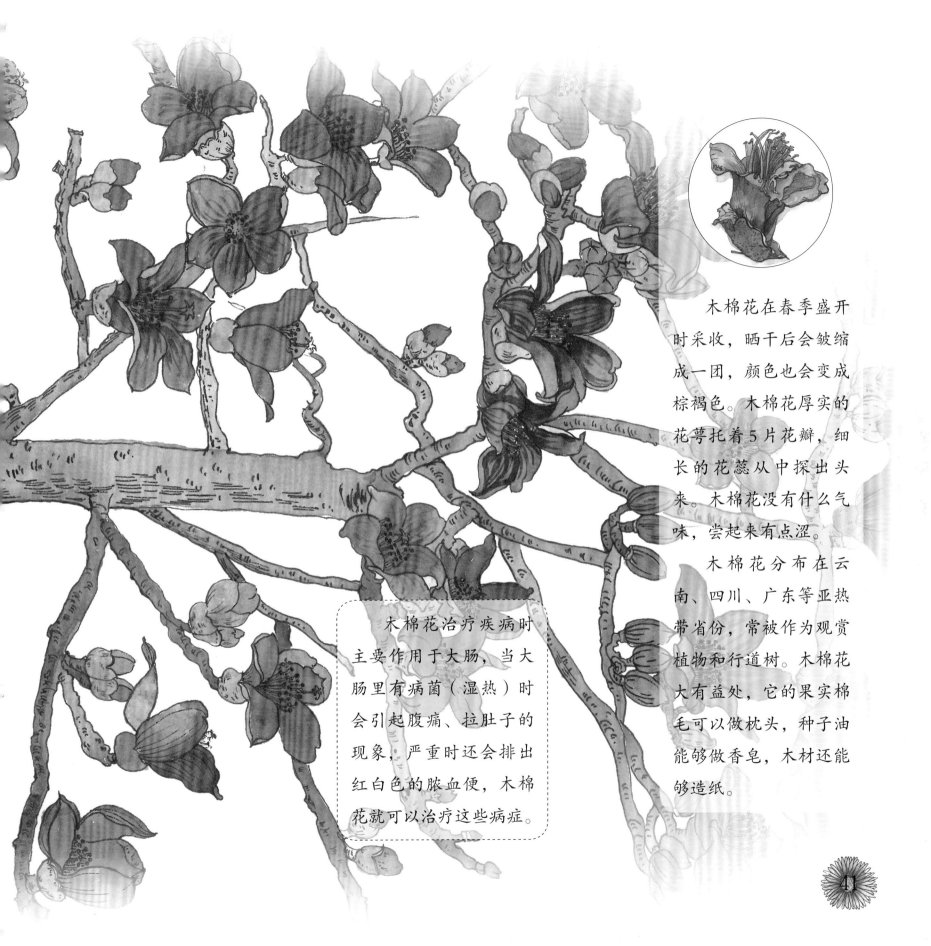

木棉花在春季盛开时采收，晒干后会皱缩成一团，颜色也会变成棕褐色。木棉花厚实的花萼托着5片花瓣，细长的花蕊从中探出头来。木棉花没有什么气味，尝起来有点涩。

木棉花分布在云南、四川、广东等亚热带省份，常被作为观赏植物和行道树。木棉花大有益处，它的果实棉毛可以做枕头，种子油能够做香皂，木材还能够造纸。

木棉花治疗疾病时主要作用于大肠，当大肠里有病菌（湿热）时会引起腹痛、拉肚子的现象，严重时还会排出红白色的脓血便，木棉花就可以治疗这些病症。

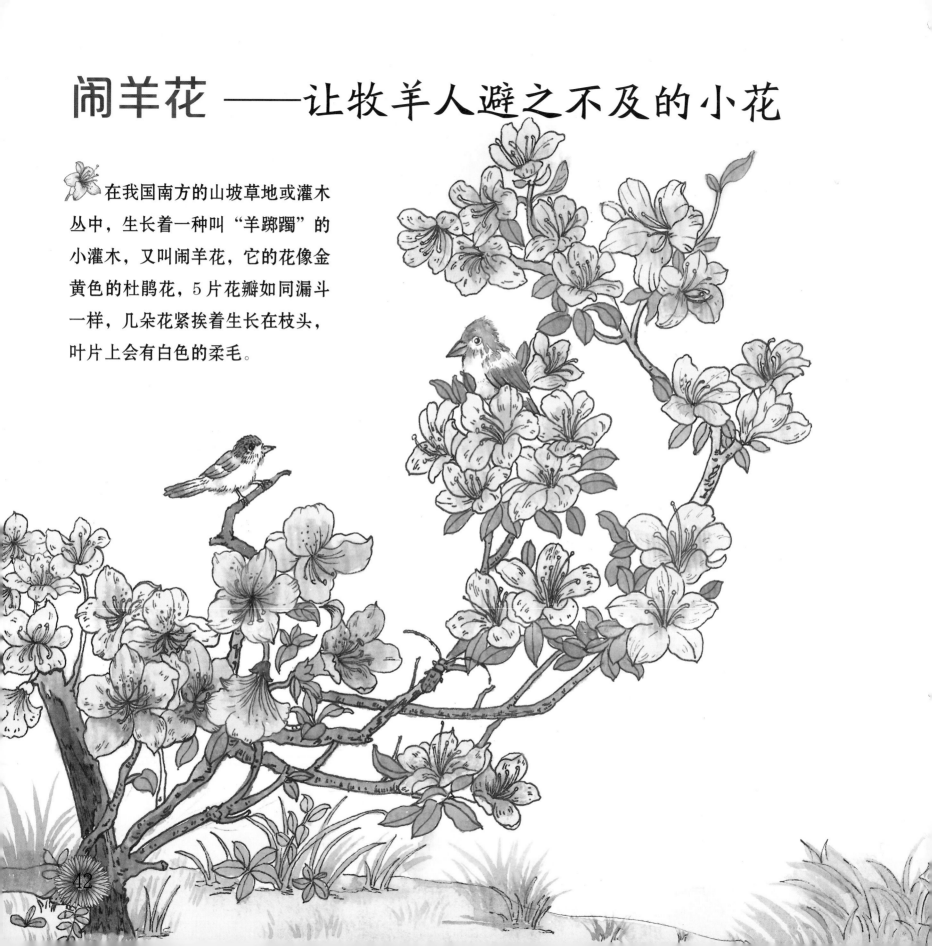

闹羊花 ——让牧羊人避之不及的小花

在我国南方的山坡草地或灌木丛中，生长着一种叫"羊踯躅"的小灌木，又叫闹羊花，它的花像金黄色的杜鹃花，5片花瓣如同漏斗一样，几朵花紧挨着生长在枝头，叶片上会有白色的柔毛。

采摘并干燥后的闹羊花呈现黄褐色，花瓣宽大，花蕊和花瓣差不多长。闹羊花虽有**毒性**，但也是一味中药。闹羊花可以治疗风湿骨痛、偏头痛和顽固性皮癣，还能作为麻醉剂使用。

使用闹羊花时必须要小心，身体虚弱的人和孕妇都不能使用。闹羊花煎煮的汤剂一般只能外用；闹羊花磨成粉做成的药丸和散剂便于控制剂量，可以内服。在把握好用量后，闹羊花也可以泡酒使用。

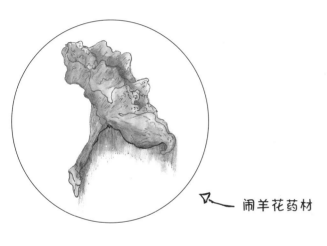

闹羊花药材

看似柔弱的闹羊花实则是著名的有毒植物，如果羊吃了它就会情绪烦躁，用蹄踢地，甚至死亡，让牧羊人避之不及。如果人吃了闹羊花，则会表现出呕吐、拉肚子、肌肉无法正常运动等中毒现象！

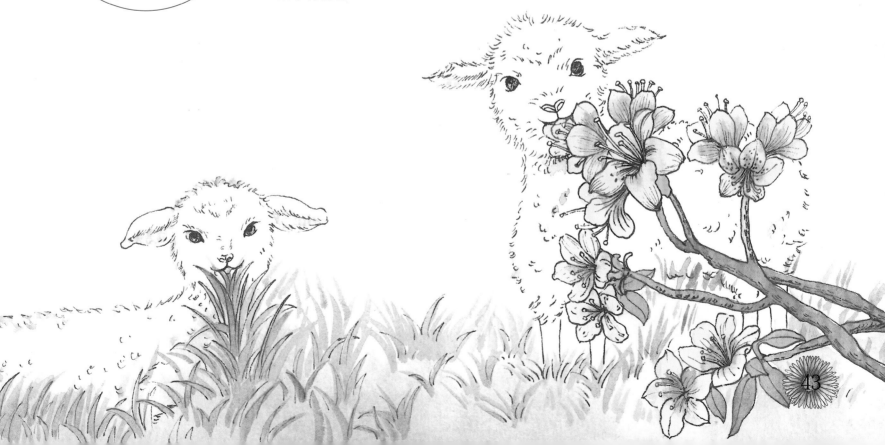

蒲黄——生活在水中的"烤肠"

传说南宋年间，宋度宗舌头肿大，没办法说话和进食，御医便用蒲黄和干姜粉末擦宋度宗的舌头，终于让他恢复。李时珍分析宋度宗是由于心脏虚热导致的舌胀，而用蒲黄可以进行凉血治疗。

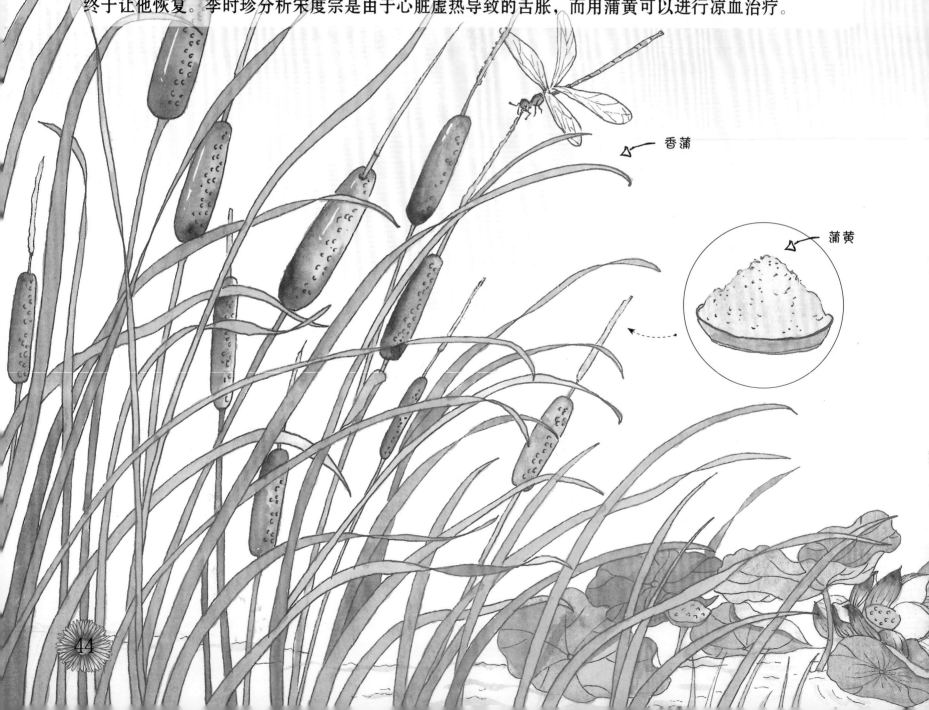

香蒲

蒲黄

蒲黄看起来是黄色的粉末，能够止血，无论是内伤吐血还是外伤出血，它都能够治疗。将蒲黄炒成棕褐色的蒲黄炭，能加强它的止血作用。

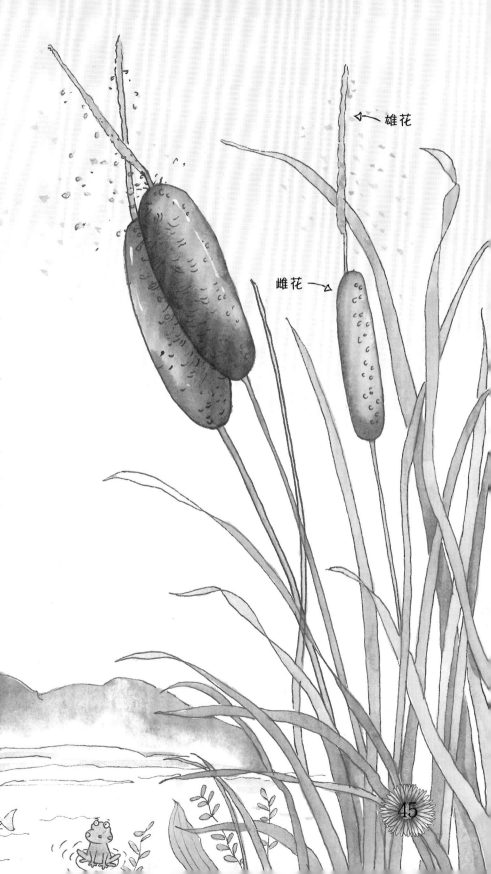

雄花

雌花

夏天采收香蒲和它近亲的黄色雄花序，晒干后筛出花粉入药就是蒲黄。蒲黄的质地很轻，会浮在水面上。蒲黄的质感细腻，容易结块，使用前需要将粉块碾碎。

香蒲分布在我国的多个省份，生长在浅水中或者沼泽里。香蒲的叶片细长光滑，花序呈黄绿色，被细长的苞片保护着，开花后苞片脱落。香蒲的果序是红棕色的圆棒状，如同一根烤肠，稍微一捏就会像蒲公英一样散开。

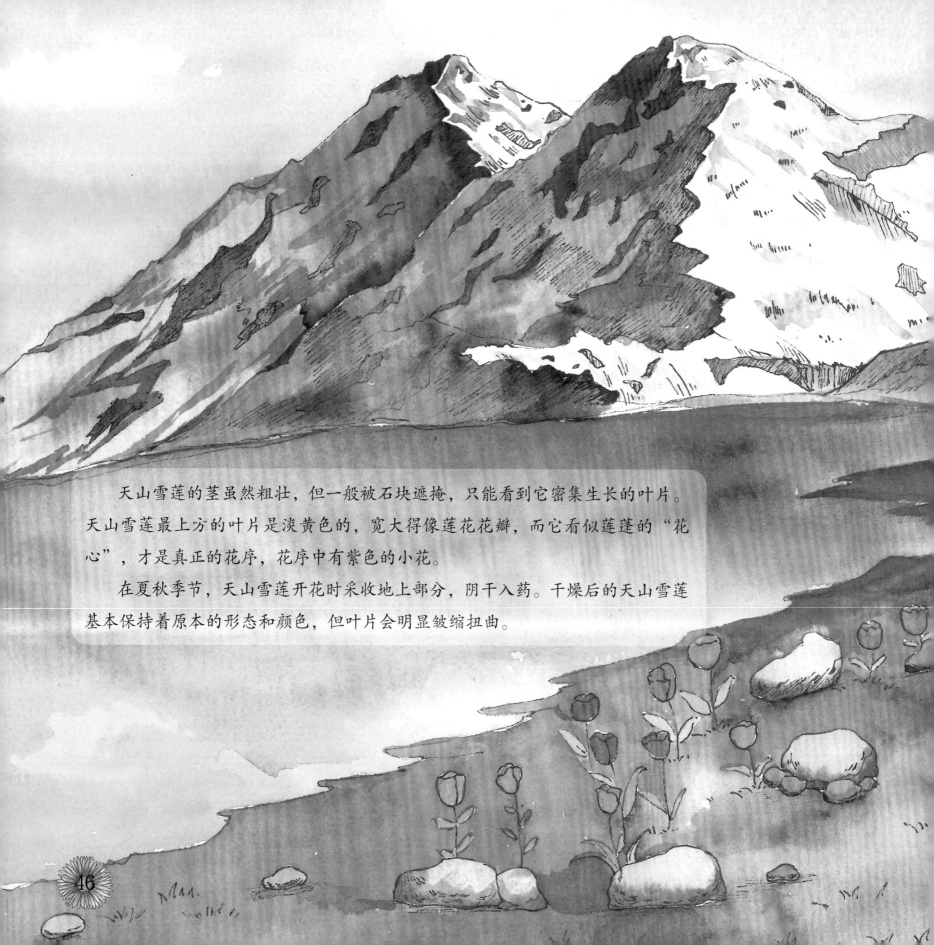

　　天山雪莲的茎虽然粗壮，但一般被石块遮掩，只能看到它密集生长的叶片。天山雪莲最上方的叶片是淡黄色的，宽大得像莲花花瓣，而它看似莲蓬的"花心"，才是真正的花序，花序中有紫色的小花。

　　在夏秋季节，天山雪莲开花时采收地上部分，阴干入药。干燥后的天山雪莲基本保持着原本的形态和颜色，但叶片会明显皱缩扭曲。

天山雪莲 ——传说中的"长生不老药"

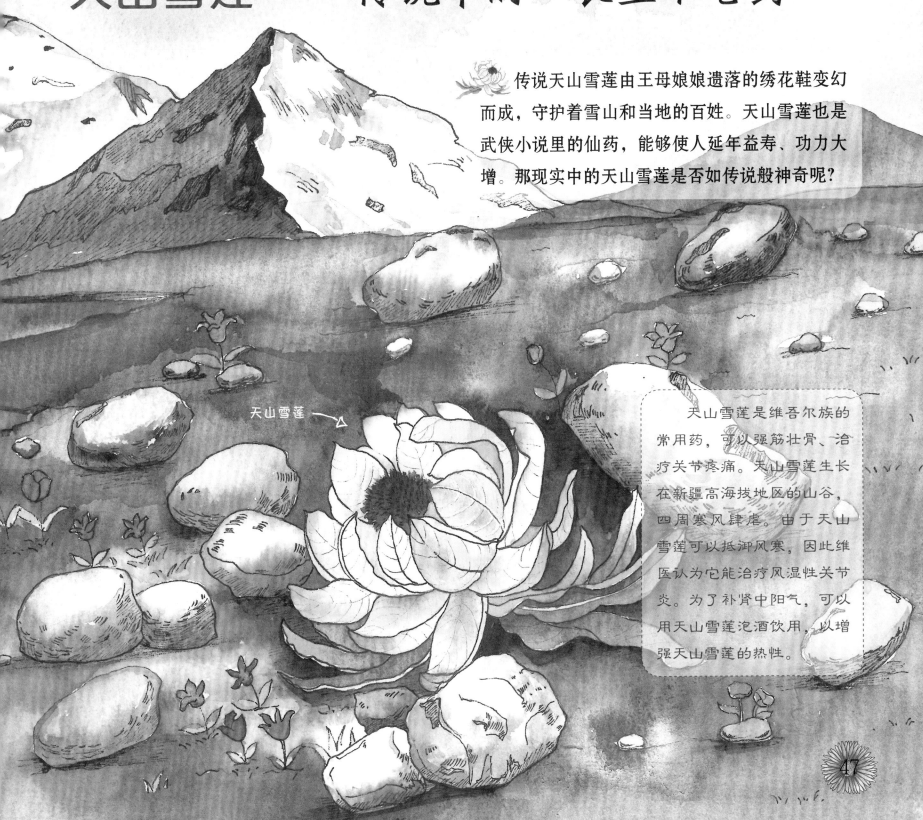

传说天山雪莲由王母娘娘遗落的绣花鞋变幻而成，守护着雪山和当地的百姓。天山雪莲也是武侠小说里的仙药，能够使人延年益寿、功力大增。那现实中的天山雪莲是否如传说般神奇呢？

天山雪莲 →

天山雪莲是维吾尔族的常用药，可以强筋壮骨、治疗关节疼痛。天山雪莲生长在新疆高海拔地区的山谷，四周寒风肆虐。由于天山雪莲可以抵御风寒，因此维医认为它能治疗风湿性关节炎。为了补肾中阳气，可以用天山雪莲泡酒饮用，以增强天山雪莲的热性。

辛夷——"半寸猢狲"中的鼻炎圣药

"半寸猢狲"并不是真正的猴子，而是老北京的民间艺术品，又叫作"毛猴"。毛猴的制作原材料都为中药，它毛茸茸的身体也不例外，这种卵圆形、外表密被灰白茸毛的中药叫辛夷。

辛夷被称为"鼻炎圣药"，可以治疗风寒引发的感冒头痛和鼻塞流涕，对副鼻窦炎和慢性鼻炎有非常好的疗效。因为辛夷的茸毛在煎煮时容易脱落到汤药中，服用时会刺激喉咙，所以需要用纱布包起来煎煮。

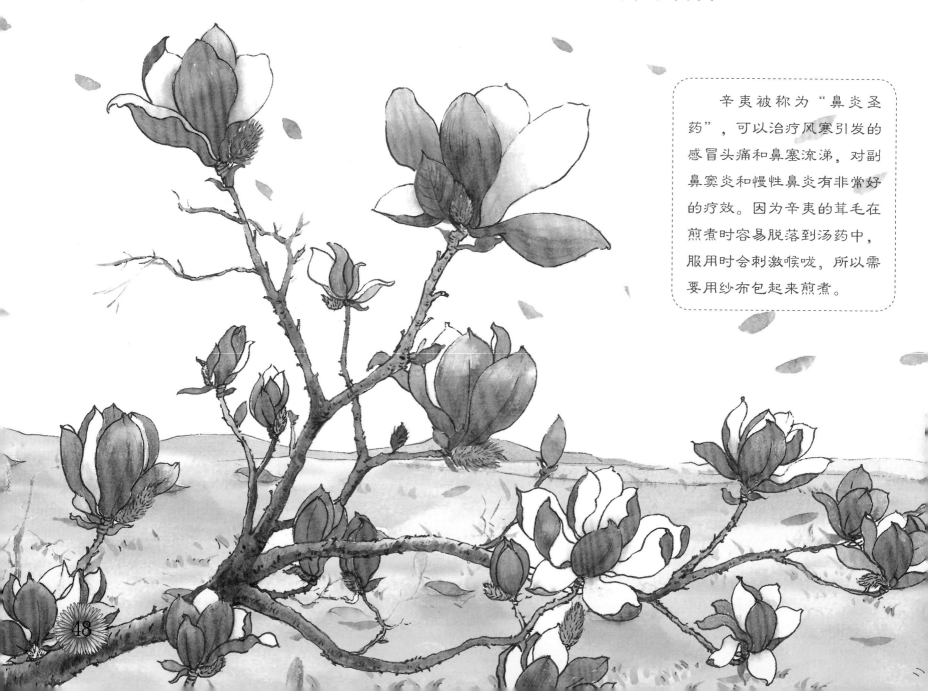

辛夷是望春花等几种玉兰的干燥花蕾。望春花的花先于叶开放，初春时，可采收树梢上灰绿色的花苞阴干后入药。望春花的花是白色和紫红色的，花心有很多雄蕊和像宝塔一样的雌蕊，雌蕊会发育成果实，果实成熟会开裂，露出红色的种子。

辛夷主产于河南、湖北、浙江等地区，因为望春花植株高大，叶片繁盛，花朵艳丽，所以常作为绿化树种，在全国各地广为栽培。

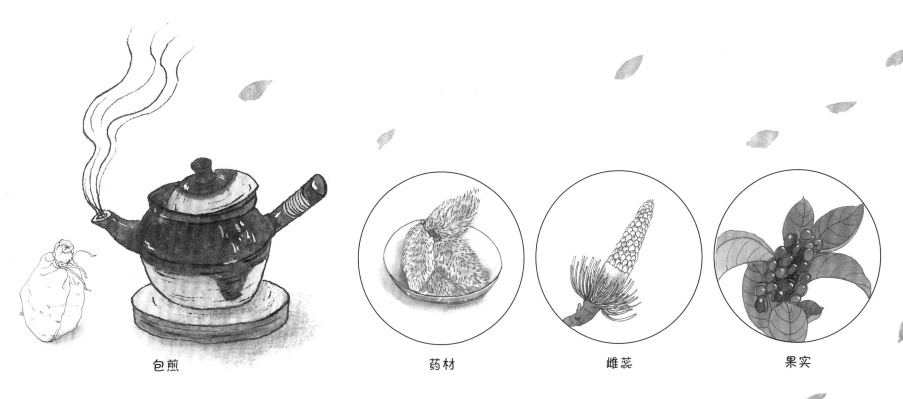

包煎　　　　　　　药材　　　　　　雌蕊　　　　　　果实

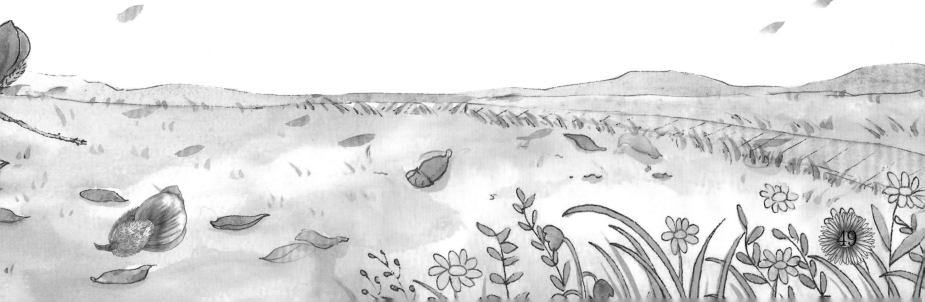

49

旋覆花 ——与众不同的旋覆花

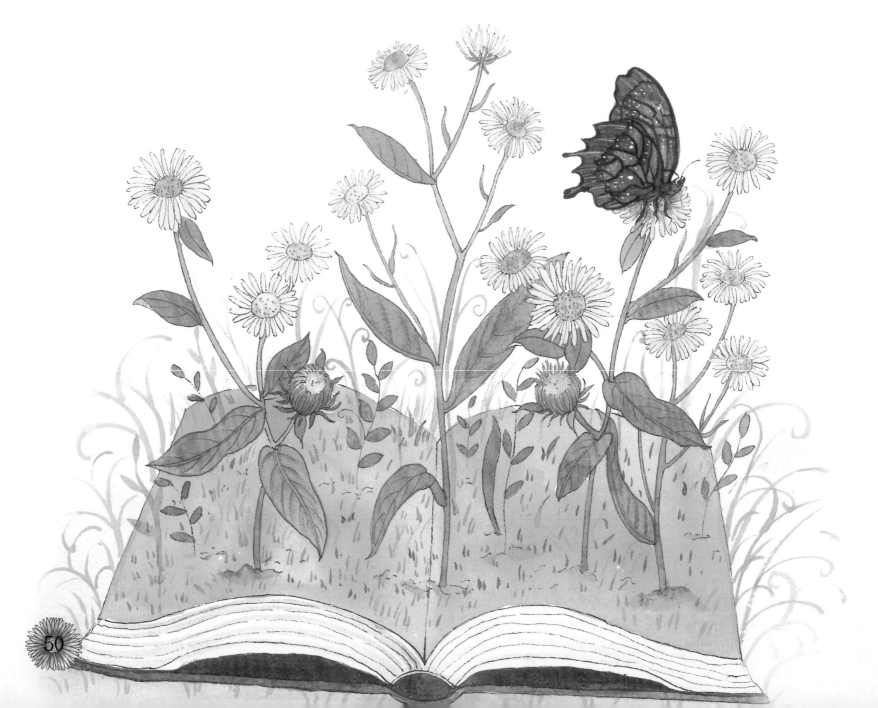

花类的中药因为质地轻盈，气味芬芳，所以一般都具有清扬、发散的药性，但旋覆花却特立独行，具有沉降的特性，所以有"诸花皆升，旋覆独降"的说法。

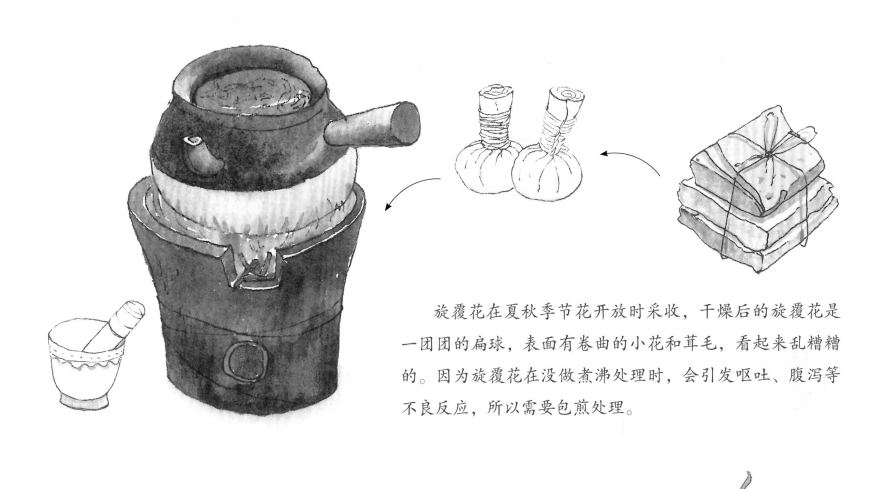

旋覆花在夏秋季节花开放时采收，干燥后的旋覆花是一团团的扁球，表面有卷曲的小花和茸毛，看起来乱糟糟的。因为旋覆花在没做煮沸处理时，会引发呕吐、腹泻等不良反应，所以需要包煎处理。

旋覆花的花序像金黄色的小雏菊，但旋覆花外圈的舌状花更加细小。旋覆花的叶片是长椭圆状的，表面有茸毛。旋覆花在我国各省的山坡路旁和湿润草地都非常常见。

旋覆花能降肺气和胃气，所以能够治疗风寒咳嗽、咳喘痰多、打嗝和呕吐。将旋覆花和蜂蜜一起炒至不粘手，可以制备成药性更加温和的蜜旋覆花。

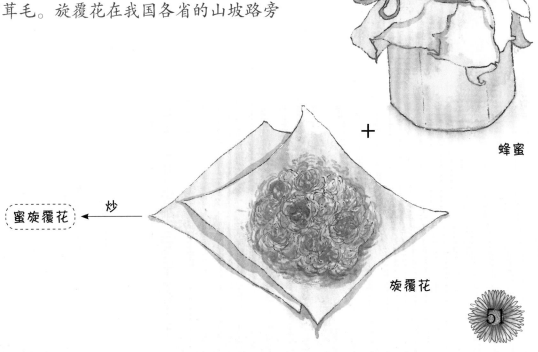

蜂蜜

蜜旋覆花 ← 炒

旋覆花

51

雪菊——昆仑山上的"古丽恰尔"

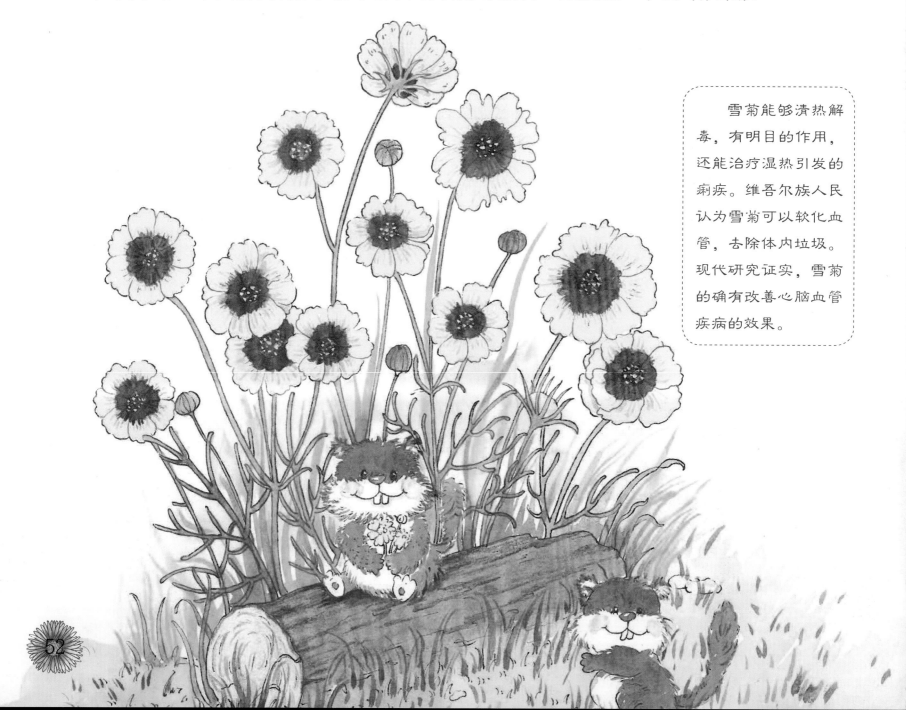

昆仑山是中国神话中的神山，道教将昆仑山奉为神仙居住的仙山，称其为"万山之祖"。传说在昆仑冰雪中，有一种小花凌寒开放，被当地的维吾尔族人民称为"古丽恰尔"，又叫作雪菊。

雪菊能够清热解毒，有明目的作用，还能治疗湿热引发的痢疾。维吾尔族人民认为雪菊可以软化血管，去除体内垃圾。现代研究证实，雪菊的确有改善心脑血管疾病的效果。

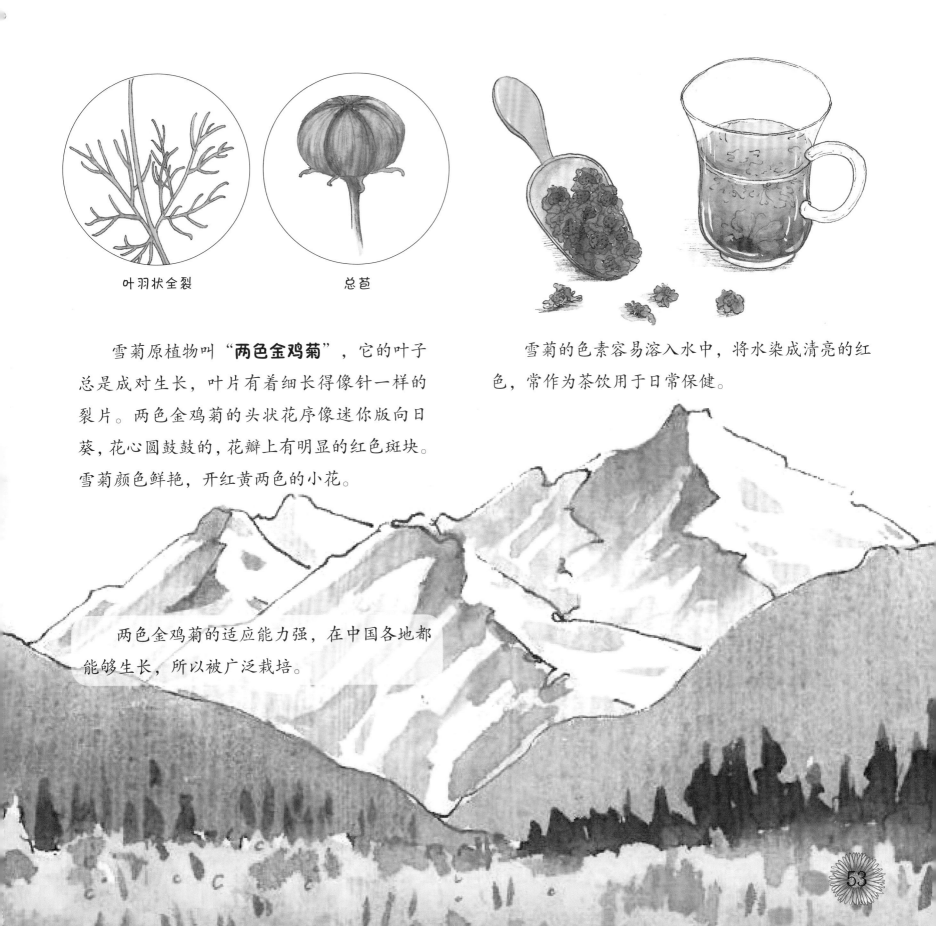

叶羽状全裂

总苞

雪菊原植物叫"**两色金鸡菊**"，它的叶子总是成对生长，叶片有着细长得像针一样的裂片。两色金鸡菊的头状花序像迷你版向日葵，花心圆鼓鼓的，花瓣上有明显的红色斑块。雪菊颜色鲜艳，开红黄两色的小花。

雪菊的色素容易溶入水中，将水染成清亮的红色，常作为茶饮用于日常保健。

两色金鸡菊的适应能力强，在中国各地都能够生长，所以被广泛栽培。

芫花 ——亦药亦毒的"药鱼花"

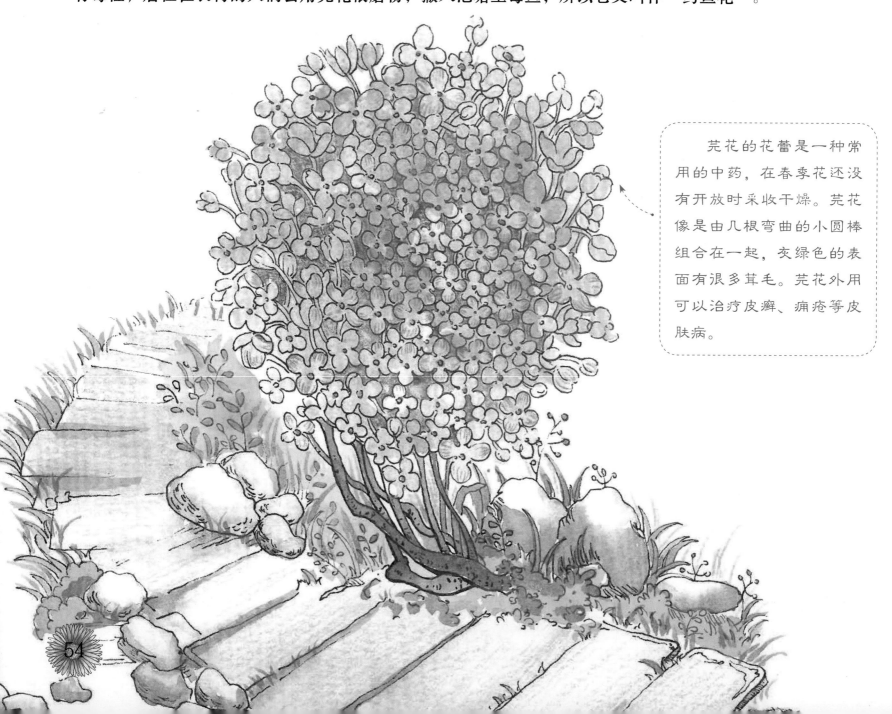

在我国华北、华南和中部地区的山坡上，生长着一种花朵和丁香很像的植物，叫作芫花。芫花具有毒性，居住在农村的人们会用芫花根磨粉，撒入池塘里毒鱼，所以它又叫作"药鱼花"。

芫花的花蕾是一种常用的中药，在春季花还没有开放时采收干燥。芫花像是由几根弯曲的小圆棒组合在一起，灰绿色的表面有很多茸毛。芫花外用可以治疗皮癣、痈疮等皮肤病。

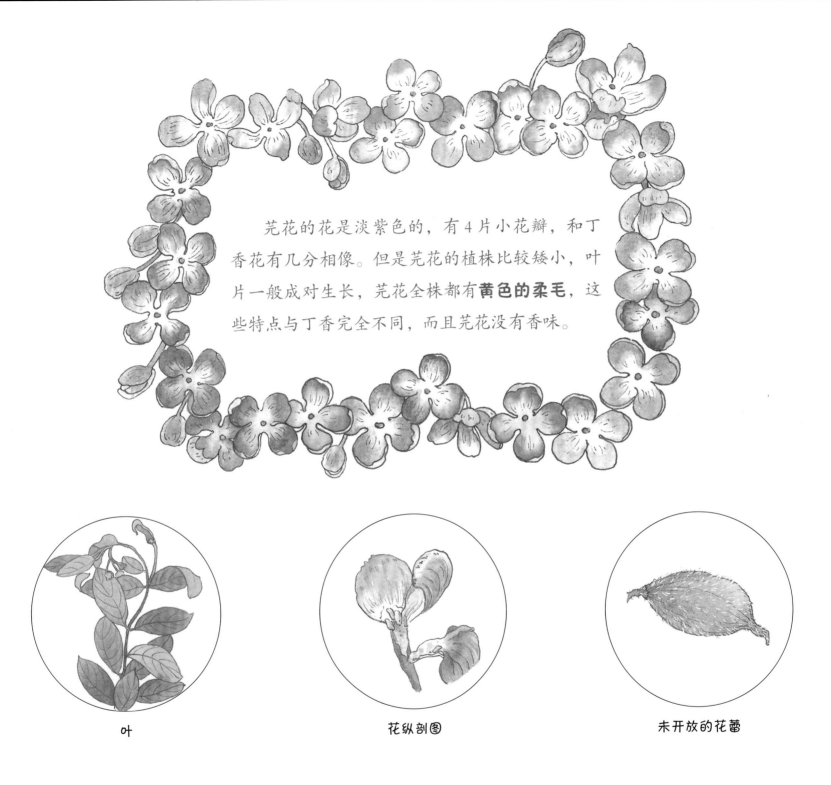

芫花的花是淡紫色的，有 4 片小花瓣，和丁香花有几分相像。但是芫花的植株比较矮小，叶片一般成对生长，芫花全株都有**黄色的柔毛**，这些特点与丁香完全不同，而且芫花没有香味。

叶

花纵剖图

未开放的花蕾

因为芫花毒性较强，所以只能服用醋芫花研磨的粉末。用醋炒过的芫花毒性降低，不容易引发腹痛和腹泻的中毒症状。醋芫花可以祛除水肿和腹腔积水。芫花和**甘草**药性冲突，不能一起使用。

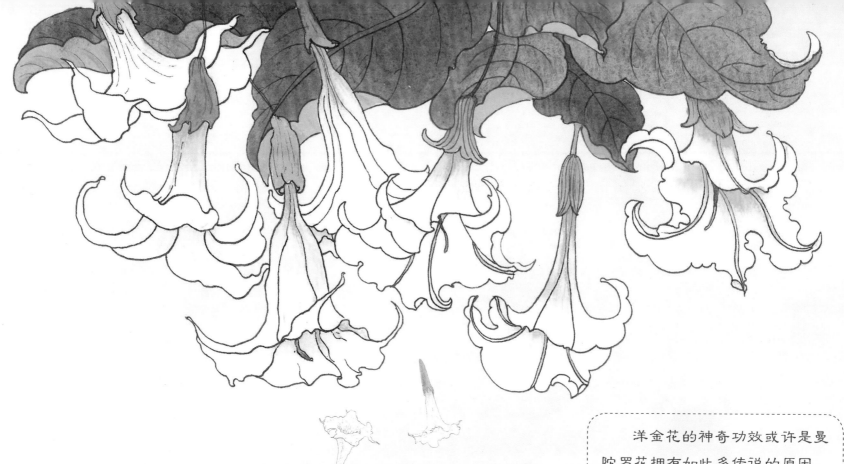

洋金花的神奇功效或许是曼陀罗花拥有如此多传说的原因。洋金花能够影响人的中枢神经，缓解肌肉痉挛引发的咳喘和疼痛，还是古代中医常用的外科麻醉剂。

洋金花 ——治病救人的"邪恶之花"

 洋金花原植物是白花曼陀罗。传说曼陀罗生长在冥界，能够诱惑人走向毁灭，被称作"邪恶之花"。但《本草纲目》中记载，佛祖讲经时，天上会飘落曼陀罗花雨，所以曼陀罗又被认为是"天界之花"。

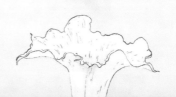

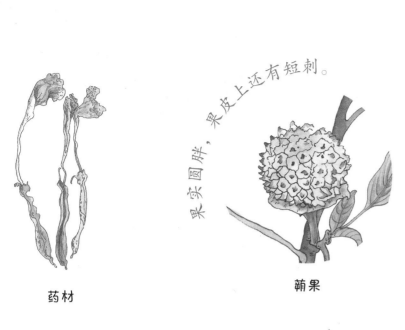

果实圆胖，果皮上还有短刺。

药材

蒴果

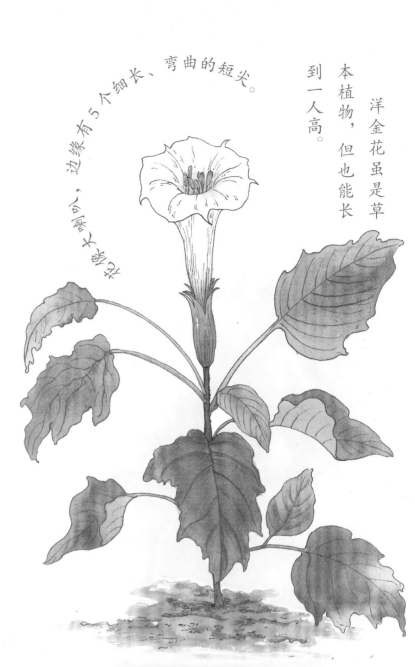

洋金花虽是草本植物，但也能长到一人高。

花像一个大喇叭，边缘有5个细长、弯曲的短尖。

洋金花的叶片像盾牌，边缘有明显的尖角或者波纹。

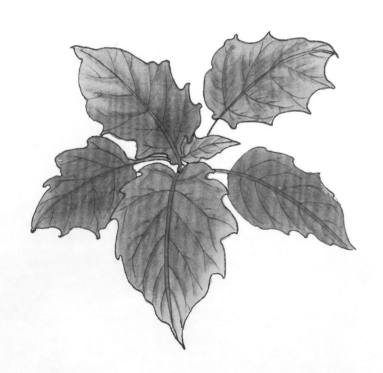

洋金花主要分布在热带和亚热带地区，除了冬天外一直处于花期，采收花朵晒干就能入药。中药洋金花一般皱缩成条状，花萼呈灰黄色，花冠呈淡黄棕色，有特殊的香气。

中医药传承画卷中的古圣先贤

中医药文化传承了千百年，中医药思想与理念如同浩瀚星河，闪耀着中国人民智慧的光辉，又像一幅画卷，记录着历史传承留下的中华文明瑰宝，也记录着每一位为中医药事业作出伟大贡献的古圣先贤。

中医始祖黄帝

上古时期的黄帝与炎帝是我们的祖先，也是中国文化、技术的始祖，所以中国人民也被称为"炎黄子孙"。传说黄帝轩辕氏与岐伯等上古医家探讨疾病的病因和医治方法，开创了中医理论体系，被尊为中医始祖。黄帝与岐伯合称为"岐黄"，它也是中医的代称。

中药始祖神农

炎帝神农氏亲尝百草、躬身实践，辨识了多种植物的药性，不仅帮助认知水平受限的远古先民避免吃到有毒有害的植物，还能利用植物治病。据说神农不辞辛苦，一天能找到70种草药。神农为中医药发展奉献了一生，最终因为尝断肠草而逝世。

神医扁鹊

春秋战国时期的名医扁鹊在总结前人经验的基础上，提出"望、闻、问、切"的中医四诊方法是中医辨证施治的重要依据。扁鹊在各国"巡回"治病，他精通儿科、妇科、外科等，又擅长针灸、按摩、推拿等多种治疗手段，因此名扬四海。

建安三神医

东汉末年有 3 位杰出的医学家：医圣张仲景撰写的《伤寒杂病论》，确立六经辨证为治疗原则，奠定了理、法、方、药的理论基础，为建安三神医之首；医仙董奉医术高明，他治病不收费，只要患者痊愈后种植几棵杏树，数年后，杏树郁然成林，留下了"杏林春暖"的佳话；外科鼻祖华佗擅长外科，精于手术，发明了世界上最早的麻醉剂——麻沸散。

药王孙思邈与药圣李时珍

唐代医家孙思邈撰写了中国历史上第一部临床医学百科全书《千金要方》，他还主持完成了世界上第一部国家药典。孙思邈不仅有精湛的医术，更有高尚的情操，所著的《大医精诚》为后世医者长久推崇。明代医药学家李时珍在考证前人著作的基础上，亲尝百草，推陈出新，历经 27 载撰写中药学巨著《本草纲目》，独辟蹊径，把本草学推向了一个新的高峰。

我们国家还有针灸鼻祖皇甫谧、儿科之圣钱乙、世界法医学鼻祖宋慈等多位杰出的医药学家，他们不仅推动了我们国家医药的发展，还对世界卫生事业有着积极的影响。

中医药现代化的历史丰碑

屠呦呦与青蒿素

"呦呦鹿鸣，食野之蒿"，《诗经·小雅·鹿鸣》中的寥寥数语，就如同预言一般，青蒿成就了屠呦呦，屠呦呦也成就了青蒿。屠呦呦因开创性地从中药青蒿中分离出青蒿素应用于疟疾治疗，2015 年获得诺贝尔生理学或医学奖。屠呦呦在提取青蒿素的过程中经历了数百次失败，而晋代葛洪所著《肘后备急方》中的冷处理方法，给屠呦呦带来了新的思路，她用此方法取得了巨大突破，从而获得了中国医学界迄今为止获得的最高奖项，成为第一位获诺贝尔科学奖项的中国本土科学家。

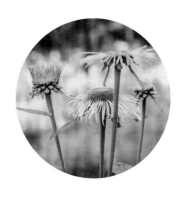
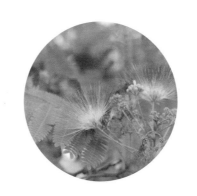
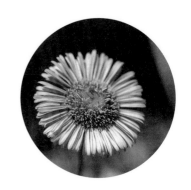

在"花花世界"中，不同的花儿不仅颜色、大小和形状有区别，它们排成的花序也千奇百怪。你知道这些花朵中哪些是头状花序吗？

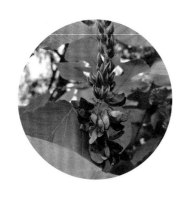
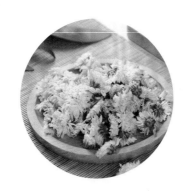
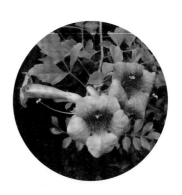

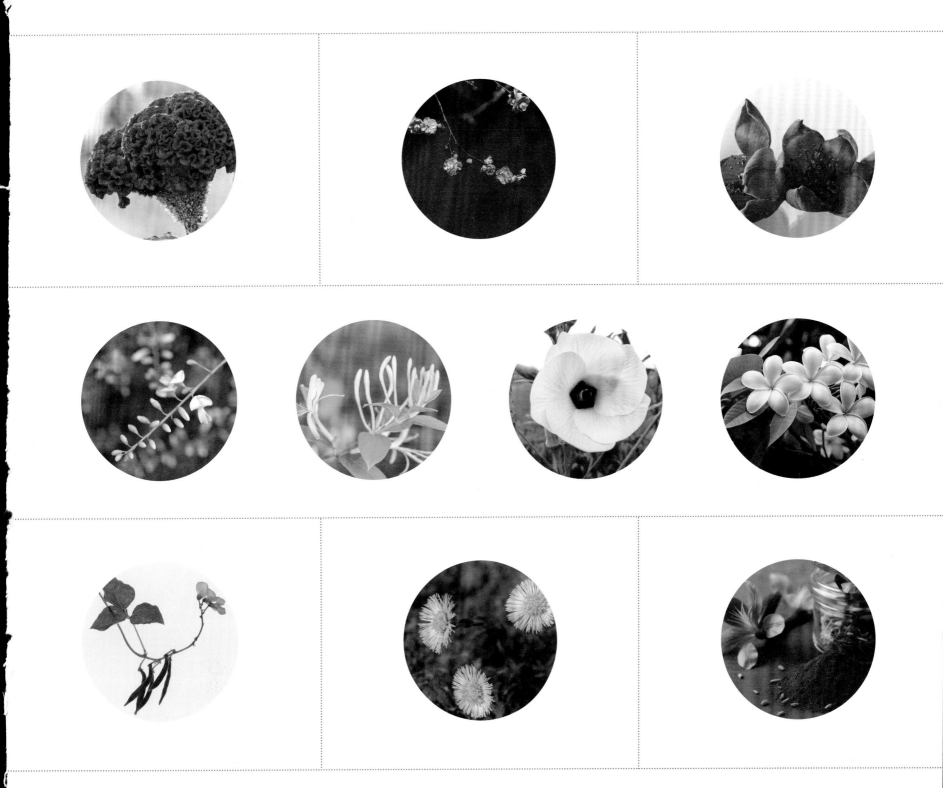

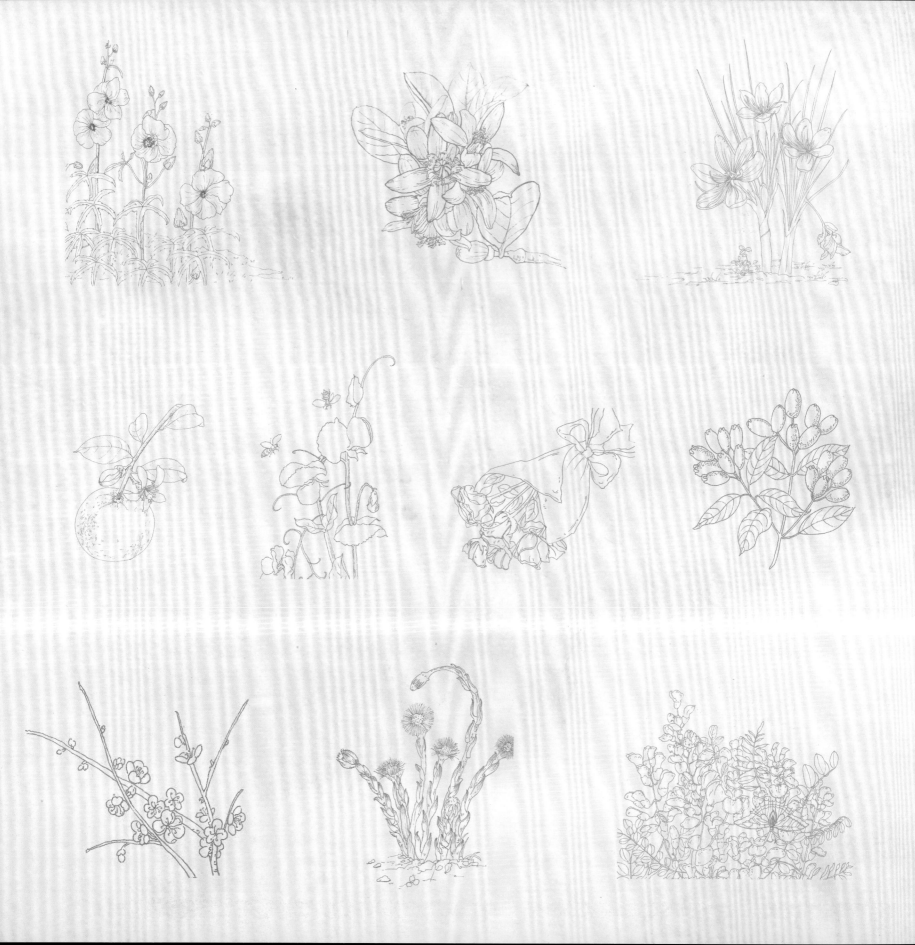